AF461942

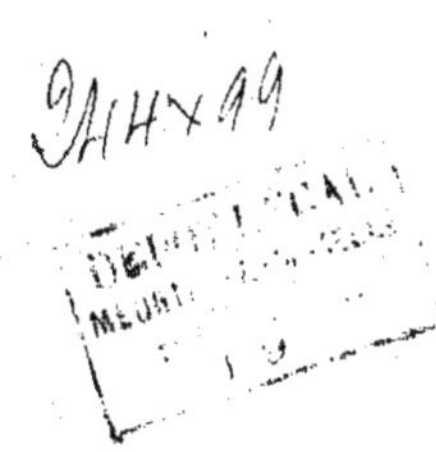

ÉTUDE

SUR LE

SURMENAGE DU CHEVAL

PAR

J. BOËLLMANN

VÉTÉRINAIRE EN 1er, CHEF DE SERVICE A LA LÉGION DE LA GARDE RÉPUBLICAINE

CHEVALIER DE LA LÉGION D'HONNEUR

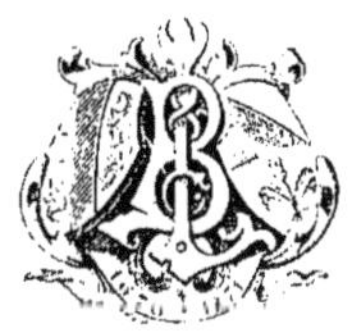

LIBRAIRIE MILITAIRE BERGER-LEVRAULT & Cie

Éditeurs de la « Revue de Cavalerie »

PARIS | NANCY
5, rue des Beaux-Arts, 5 | 18, rue des Glacis, 18

1899

ÉTUDE

SUR LE

SURMENAGE DU CHEVAL

DU MÊME AUTEUR :

Mémoire sur la thrombose et l'embolie chez les animaux domestiques. (Mention honorable au concours de 1884 entre les vétérinaires militaires.)

De la Fulguration. (Médaille d'or au concours de 1885.)

Fourbure chronique. Traduction du traitement de Hingst. Modification de la méthode. Essais et conclusions. (Lettre de félicitations de la Société centrale de médecine vétérinaire.)

ÉTUDE

SUR LE

SURMENAGE DU CHEVAL

PAR

J. BOËLLMANN

VÉTÉRINAIRE EN 1er, CHEF DE SERVICE A LA LÉGION DE LA GARDE RÉPUBLICAINE
CHEVALIER DE LA LÉGION D'HONNEUR

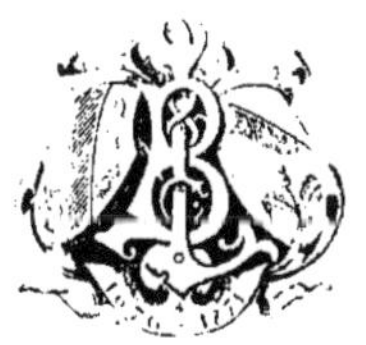

LIBRAIRIE MILITAIRE BERGER-LEVRAULT & Cie

Éditeurs de la « Revue de Cavalerie »

PARIS	NANCY
5, rue des Beaux-Arts, 5	18, rue des Glacis, 18

1899

ETUDE

SUR LE

SURMENAGE DU CHEVAL

« Le cheval meurt pour mieux obéir. »

(BUFFON.)

Le surmenage[1] est l'état d'un animal chez lequel la fatigue a dépassé la limite de résistance de la constitution ; on peut le définir, en pathologie comparée, le degré maximum de la fatigue.

Surmener un cheval ou une bête de somme (en allemand, *uebertreiben;* en anglais, *to override*), c'est rendre malade un moteur animé, par un travail excessif ou incompatible avec ses aptitudes.

Littré, dans l'édition du *Dictionnaire de médecine* de 1884, réserve encore le terme de surmenés aux bœufs d'engrais « peu habitués à l'exercice, auxquels on fait faire une marche trop longue ; aux chevaux qui ont couru trop longtemps sans temps d'arrêt ; aux lièvres, chevreuils, etc., forcés à la course ».

Cependant, personne n'ignore que, dans ces dernières années, le langage médical et pédagogique a emprunté à la médecine vétérinaire l'expression ci-dessus pour caractériser les troubles morbides qui résultent d'une disproportion entre les efforts physiques ou intellectuels et la résistance organique.

Il est bien évident que le surmenage a pu sévir de tout temps,

1. Nous n'ignorons pas qu'il serait plus grammatical de dire « le surmènement » ; mais l'usage a prévalu. On tend à réserver ce mot pour les organes en particulier (surmènement du cœur, du cerveau, etc.).

aussi bien sur l'espèce humaine que sur les animaux. C'est ce dont témoignent le souvenir de certains faits historiques, la description des fatigues inhérentes aux campagnes, l'observation de certaines classes d'individus.

N'est-ce pas une victime célèbre d'un surmenage suraigu le soldat de Marathon, qui vint, après une course épique, annoncer la victoire à Athènes et tomba mort au milieu de l'Agora?

N'a-t-il pas eu un imitateur, près de vingt siècles plus tard (1476), dans ce fils de l'Helvétie qui expira sur la place publique de Fribourg, après avoir eu la suprême consolation de faire connaître le gain de la bataille de Morat sur le terrible duc de Bourgogne, Charles le Téméraire?

A côté de ces faits enregistrés par l'histoire ou embellis par la légende, que de dévouements ignorés, nés dans les circonstances périlleuses de la vie et dont l'issue a été aussi fatale, parce que leurs auteurs avaient fourni des efforts surhumains qui ont brisé les ressorts de leur existence!

Le jeune soldat de nos contingents annuels, s'il est entassé dans des baraquements plus ou moins salubres, à l'entrée de l'hiver, débilité par une croissance tardive, un travail trop prolongé, une nourriture insuffisante, ou des abus de toute sorte, n'est-il pas souvent un pauvre surmené, proie facile pour les maladies d'acclimatement ou les épidémies d'agglomération?

Voyez plus loin cet homme politique que dévore l'ambition, cet agent d'affaires auquel la soif de l'or ne laisse ni trêve ni repos : ils se surmènent pour « arriver » plus vite, au risque de rester souvent en route. Et cette surexcitation fébrile ne s'est pas bornée aux personnes libres de leurs actes; une civilisation mal comprise l'a étendue à ceux que leur jeune âge recommande à tous les ménagements.

Ce n'est donc pas contre un ennemi imaginaire, hélas! qu'ont été dressées ces lois nouvelles de réglementation du travail, ces pétitions de sociétés d'hygiène contre « l'éducation homicide » imposée aux enfants. Non : le surmenage nous étreint de toutes parts, au point qu'on se demande s'il n'est pas la note caractéristique de notre fin de siècle, dans la vie fiévreuse des capitales et des grands centres industriels.

Il est souvent bien difficile, dans le labeur humain, de faire la part exacte de la fatigue cérébrale et du surmenage physique, car il existe toujours une corrélation intime entre la tension nerveuse et le travail physiologique. Il ne saurait en être de même dans le travail exagéré que nous imposons à nos moteurs domestiques, qu'ils soient animés en mode de masse ou en mode de vitesse, ou en ces deux modes réunis. Ici, en effet, tout se réduit à des mouvements volontaires ou provoqués, et, bien que leur influence excito-motrice soit d'origine cérébrale, elle fait partie de cette intelligence innée chez les animaux, à laquelle on a donné le nom d'instinct.

La question se trouve donc naturellement divisée en deux parties distinctes : le surmenage intellectuel ou cérébral,

Et le surmenage physique ou corporel (s. neuro-musculaire).

Le premier est devenu récemment un problème important dans l'hygiène de l'éducation : des publicistes, quelques médecins, les maîtres même de l'Université s'en sont occupés avec sollicitude, et il suffit de rappeler les noms de MM. J. Simon, Michel Bréal, Raoul Frary; des docteurs Javal, J. Rochard, Verneuil, Fonssagrives, Larger, pour être convaincu que tout a été dit et bien dit sur ce côté spéculatif et philosophique de la question.

Notre ambition est plus modeste, nous voulons simplement étudier le surmenage physique, tel que nous avons été à même de le constater chez le cheval de guerre, car c'est lui que nous aurons plus particulièrement en vue dans ce travail.

Tout ce qui se rattache à notre sujet ainsi limité peut être groupé dans les huit chapitres suivants :

1° L'historique;

2° L'étiologie;

3° Les symptômes, d'après nos observations personnelles;

4° Un aperçu de la physiologie du travail et de la contraction musculaire;

5° La physiologie pathologique de la fatigue et du surmenage;

6° L'anatomie pathologique et la médecine légale;

7° Le diagnostic différentiel;

8° Le traitement.

CHAPITRE Ier

HISTORIQUE

Notre embarras est grand, nous l'avouons, au moment de commencer ce chapitre.

La pénurie de nos ressources bibliographiques rendra ce chapitre forcément incomplet, et l'on constate à chaque pas, chez les auteurs anciens, une absence de documents précis, qui augmente la difficulté de la tâche. Nulle part, le surmenage n'est décrit, ni même mentionné ; s'il fallait s'en tenir aux indications antérieures à 1878, il faudrait tout d'abord démontrer son existence. Quand il se trouve par-ci par-là, dans les ouvrages des hippiâtres, des descriptions qui s'y rapportent, des symptômes analogues observés, ils sont confondus avec d'autres maladies, telles que l'aggravée chez le chien, le charbon et la fourbure chez le bœuf et le cheval.

Quelques citations montreront jusqu'à l'évidence cette confusion faite entre le surmenage et plusieurs autres maladies dont il diffère totalement, aussi bien par sa nature que par ses symptômes et ses lésions.

Solleysel et Garsault ont donné le nom de palpitation du cœur au bondissement ou soulèvement considérable de la paroi thoracique gauche, s'étendant le long des hypocondres jusqu'aux parois du flanc, et accompagné dans quelques cas d'une secousse marquée de la colonne vertébrale, symptôme que l'on constate toujours dans le surmenage au premier degré.

Ce phénomène a été constaté ensuite par Bernard[1] (1821), par Coulbeaux, par Levrat, qui l'a décrit dans le *Recueil* de 1830, puis par Jouault, Symphorien Bouley, Bouley jeune, Goubaux et Delafond. Ce dernier admettait que ces secousses, au lieu d'être dues

1. Bernard, *Compte rendu de l'École de Lyon* (1821).
Id. id. (1831).
Levrat, *Recueil de médecine vétérinaire*, t. VII, p. 288 (1830).
S. Bouley, *Bulletin de la Société centrale*, p. 75-82 (1851).
O. Delafond, *Compte rendu de l'École d'Alfort*, p. 705 (1841).

à des contractions passagères du cœur, déterminées par une névrose de cet organe, se passaient généralement dans les muscles des parois inférieures de l'abdomen.

Cette opinion se retrouve dans un fascicule de l'*Encyclopédie du sportsman*, à l'article *Fourbure*, et en termes assez originaux pour que nous n'hésitions pas à les reproduire.

« Par suite d'une chasse trop dure, d'un train trop vite dans les côtes ou dans la boue, le cheval est pris tout d'un coup de ce que nous appelons le *toc*, ou battement de cœur, mais qui est bien plutôt *un mouvement spasmodique de l'épigastre*... Laissez-lui d'abord un instant de repos, sans cependant lui laisser prendre froid, tâchez qu'il urine! et si vous avez de l'eau à portée, faites-lui en boire trois ou quatre gorgées. Cinq minutes après, vous pourrez le remonter au pas et revenir à la maison, où j'espère que vous arriverez, etc... »

Zundel ne consacre aucun article au surmenage, mais traite également des palpitations du cœur en les rattachant à une névrose de cet organe. Le *Dictionnaire pratique de médecine et chirurgie* du docteur Jaccoud le passe sous silence; le *Dictionnaire encyclopédique* de Dechambre a confié à M. Arloing le soin de traiter, au point de vue de l'hygiène publique, le surmenage des bêtes destinées à la boucherie (1884).

La *Pathologie* de Lafosse est muette à son égard; le *Nouveau Dictionnaire* n'en est pas encore à la lettre *S*. Cruzel, dans son *Traité des maladies de l'espèce bovine* (1869), tombe dans une erreur de dénomination suggérée par le docteur Cabiran, qui venait de publier dans les *Annales de l'agriculture* (tome XVIII, p. 173) un mémoire sur la *fourbure charbonneuse* du bœuf lauzertat! « Le bœuf lauzertat est ainsi appelé du mot patois « lauzert », lézard, parce que la viande de l'animal atteint prend une couleur verdâtre, tachée de plaques jaunes. » Il n'est que juste de reconnaître que cette erreur n'a pas été reproduite dans l'édition revue par M. Peuch (1883); par contre, il n'y est plus question de surmenage.

Les auteurs du *Dictionnaire lexicographique* (1863) avaient cependant résumé, en quelques lignes, l'histoire des animaux surmenés; ils insistaient sur ce fait que « les lésions paraissent porter essentiellement sur la nutrition, car leur cadavre se putréfie très rapidement. C'est le cas, disent-ils, des bêtes forcées à la chasse ; c'est surtout celui des animaux gras soumis à des marches trop prolongées pendant les chaleurs de l'été, et il se montrait souvent chez les bœufs de boucherie destinés à l'approvisionnement de Paris, avant la construction des chemins de fer. Ils succombaient quelquefois à une affection que ceux qui l'ont observée considèrent comme analogue au charbon. Leur sang acquérait la virulence propre à cette maladie et l'inoculation l'a démontré. On a attribué ce fait à l'arrêt de la circulation périphérique et au trouble de la nutrition, par le travail exagéré des tissus doués de la vie animale, d'où la suspension de la vie organique dans ces tissus et l'établissement d'une sorte de fermentation putride. »

Ces quelques lignes, malgré l'erreur commise sur la pathogénie du surmenage, constituent un progrès marqué sur tout ce qui avait été écrit jusque-là. On y trouve pour la première fois le reflet de la théorie des combustions organiques et de l'élimination des produits de déchet par les voies urinaires. A partir de ce moment, si l'on ne traite pas encore du surmenage comme d'une entité morbide distincte, tous les savants sont du moins amenés à en parler, en étudiant soit les effets du travail exagéré, soit les lois de la contraction musculaire, celles de la statique chimique de la nutrition et celles de la chaleur animale.

Nous sommes heureux de constater que c'est un de nos maîtres à jamais regrettés, H. Bouley, qui attira l'attention du monde médical sur cette question, en communiquant, le 24 septembre 1878, à l'Académie de médecine, le cas d'un boucher condamné pour avoir vendu de la viande de veau corrompue. Chargé d'un rapport médico-légal, Bouley établit par une enquête que l'animal s'était échappé de l'étable et s'était livré à une course folle pendant une demi-heure. Au bout de ce temps, les forces lui manquèrent, il titubа et tomba comme suffoqué sur le fumier. Le propriétaire du veau, craignant qu'il ne vînt à périr, s'empressa de lui couper le cou et de le faire préparer pour la boucherie. — Le rapport de l'inspecteur de l'abattoir, concluant à une maladie *antérieure* de l'animal et à l'insalubrité de sa chair, l'expéditeur fut condamné en première instance à six mois de prison et cent vingt-cinq francs d'amende. Il fut acquitté en appel à la suite de la consultation rédigée par le savant inspecteur des écoles vétérinaires, sur ce cas surprenant de *surmenage volontaire.*

Au cours de la discussion qui s'ensuivit, MM. les professeurs Bergeron, Blot et Larrey[1] citèrent quelques faits intéressants.

Un king-charles, dit M. Bergeron, qui vivait habituellement enfermé, ou ne sortait que tenu en laisse, fut un jour lâché dans un vaste jardin et, après avoir fait quelques tours d'une course modérée, il fut pris tout à coup, se sentant libre, d'une sorte de folie et se livra à une course effrénée, faisant indéfiniment le tour de la propriété, jusqu'à ce qu'il tombât épuisé pour ne pas se relever.

Ces cas de surmenage volontaire doivent être très rares chez les animaux.

Encouragé par H. Bouley, M. Léon Fournol fit du surmenage, l'année suivante (1879), l'objet de sa thèse de doctorat.

Depuis lors, dans ces dernières années, cette question, absolument à l'ordre du jour, a donné lieu à de nombreux travaux; mais la plupart des auteurs se sont placés à un point de vue particulier, ou n'ont décrit qu'une forme spéciale de surmenage.

M. Sanson, dans un remarquable mémoire inséré au *Journal de l'Anatomie et de la Physiologie* (tome XVI, année 1880), a étudié plus spécialement les sources du travail musculaire et fourni des documents précieux à l'interprétation des faits de surmenage.

Le savant collaborateur de M. Magne, dans la dernière édition de l'*Hygiène* (1883), a traité, avec beaucoup de développement, le tableau comparatif de l'influence du repos et de la fatigue sur nos animaux domestiques.

M. Cadiot, d'Alfort, dans son travail sur la chorée du diaphragme (*Recueil 1887*), n'hésite pas à reconnaître que des diverses causes à incriminer dans la production de ces spasmes musculaires, la plus commune, c'est l'excès de travail, « le surmenage ».

M. Létard, vétérinaire à Alençon, rapporte, dans le *Recueil* de la même année, deux faits de surmenage observés en plein hiver, terminés par la mort et où il n'aurait trouvé comme lésions que de la congestion ou apoplexie des muscles de la fesse, de la croupe, des reins, du dos et des épaules.

---

1. *Bulletin de l'Académie de médecine*, séance du 24 septembre 1878.

Enfin, la *Revue scientifique* (1er semestre 1888) contient un résumé magistral de M. Chauveau sur les lois du travail physiologique et celles de son équivalence mécanique.

Des données historiques qui précèdent, il nous est permis de retenir, ce nous semble :

1° Que le surmenage a pu sévir de tout temps sur les hommes et sur les animaux, mais qu'on l'a confondu, jusqu'à ces dernières années, avec des affections très diverses ;

2° Qu'on semble ignorer généralement encore que le surmenage physique peut, à lui seul, donner lieu à une véritable entité morbide, à modalités variables ;

3° Qu'en tout état de cause, son tableau clinique d'ensemble est encore à établir dans notre médecine [1].

1. Voir l'*Index bibliographique*.

CHAPITRE II

ÉTIOLOGIE

A. — Causes prédisposantes.

Avant d'aborder la pathologie spéciale du surmenage, il paraît rationnel de faire connaître les circonstances dans lesquelles on l'observe, les causes diverses qui lui donnent naissance.

L'établissement des chemins de fer l'a fait disparaître en partie sur les animaux de boucherie destinés à l'approvisionnement des grandes villes; on ne le constate plus guère que sur les bœufs qui ont beaucoup de chemin à parcourir avant d'être embarqués à la gare la plus rapprochée.

Il va sans dire qu'un conducteur brutal, persuadé qu'il n'a plus rien à ménager et talonné par la crainte de manquer le train, fera subir les mêmes mauvais traitements aux animaux confiés à ses soins que s'il devait les amener, à heure fixe, à l'ouverture d'un marché.

Tous les vétérinaires qui ont vu le surmenage dans ces conditions sont unanimes pour l'attribuer à l'*état d'engraissement*, qui prédispose spécialement aux maladies par altération du sang. Au premier abord, on peut trouver contradictoire qu'un sujet dont les masses musculaires ont augmenté de volume soit incapable de fournir une marche d'une certaine durée et dont la distance peut être relativement courte. Mais il ne faut pas perdre de vue que les bœufs, avant d'arriver au fin gras, ont été maintenus quatre, cinq et six mois en *stabulation permanente*. (Un fait analogue se produit souvent pour les chevaux pendant les hivers rigoureux.)

Le *manque total d'exercice* leur a fait perdre la puissance contractile du muscle en déterminant la diminution des globules rouges au profit du tissu adipeux, en sorte que la fatigue survient dès les premiers efforts, puis la courbature et, enfin, la chaleur et les coups aidant, les symptômes d'asphyxie ou de surmenage aigu ne tardent pas à se déclarer.

Les engraisseurs savent parfaitement que les derniers kilogrammes d'accroissement sont les plus coûteux et les plus difficiles à obtenir et que c'est pendant ce temps que les bœufs sont le plus exposés à succomber à des coups de sang, à des congestions passives, à des indigestions ou à des affections des organes respiratoires. Ce qui prouve bien que l'engraissement est la cause prédisposante par excellence, c'est que le bœuf auquel on demande un travail journalier est très capable d'efforts soutenus, également mesurés, en quelque sorte, pendant toute la durée de son travail. Ce qu'on obtient difficilement de lui, c'est qu'il déploie, à un moment donné et pendant quelques instants seulement, une force très supérieure à celle qu'il peut normalement développer (taureau de course).

Le cheval, tout au contraire, se livre volontiers à des efforts extraordinaires, sous l'influence des excitations de l'homme.

On obtient facilement de lui qu'il donne de toute sa vigueur dans le collier ou qu'il soutienne une course jusqu'à épuisement complet.

Comme l'a dit Buffon, en terminant une période célèbre, *il meurt pour mieux obéir.*

Cette aptitude à faire des efforts énergiques varie non seulement d'une espèce à l'autre, mais présente des différences très grandes suivant les individus d'une même race. Tous les chevaux ne sont pas également courageux; s'il en est beaucoup qu'aucun obstacle ne rebute, qu'aucune fatigue n'arrête, il n'est pas rare de trouver, dans chaque escadron ou batterie, des sujets mal doués et qui n'ont aucune ardeur au travail.

De là, des prédispositions variables à l'affection qui nous occupe. Cette ardeur au travail coïncide malheureusement, dans une proportion assez fréquente, avec une irritabilité de caractère ou une prédominance exagérée du système nerveux, qui n'est pas compensée par le développement musculaire ou la résistance de la constitution. Tout le monde a vu à l'œuvre ces chevaux décousus, à rein long, mal attaché, à poitrine plaquée, dont la charpente conserve l'empreinte indélébile d'un croisement défectueux, chez qui la bonne volonté et les efforts sont supérieurs à ce qu'ils peuvent dépenser et desquels on dit que *la lame use le fourreau*. Ce sont eux qu'on voit, tarés avant d'être adultes, trottiner ou galoper tant bien que mal au milieu de la colonne, alors que les autres chevaux cheminent au pas ou au trot réglementaire; ils arrivent à l'étape excédés de fatigue, se nourrissent mal et restent souvent en route si l'on n'a eu la précaution de les laisser au cantonnement.

Ce qui est vrai pour les chevaux décousus ou qui souffrent de leurs articulations, s'applique également au *manque d'état* ou de *condition*, au défaut d'habitude ou d'*entraînement*.

C'est là, pour le cheval de guerre, la pierre d'achoppement, la cause de tous les déboires qu'il nous réserve, si on lui demande de fournir *sans préparation préalable* un exercice de *force*, de *fond* ou de *vitesse*.

Certaines circonstances, fréquentes dans les exploitations rurales, plus rares dans l'armée, sauf le cas de guerre et de manœuvres, obligent parfois à demander aux animaux plus de travail que de coutume pendant une période de temps plus ou moins longue. L'on comprend aisément que ce surcroît d'efforts serve en quelque sorte de pierre de touche pour apprécier la résistance et la qualité d'une cavalerie; mais il est non moins vrai de dire qu'il vaudrait mieux ne pas y exposer les chevaux dont nous parlions ci-dessus, ceux qui sont convalescents de maladies graves ou atteints de maladies de cœur, les chevaux qui manquent d'état, qui, pour une raison quelconque, ne sont pas en condition.

Chose bizarre! il semble que l'aptitude au travail soit transmissible par *hérédité*. C'est ainsi que, suivant M. Arloing, la chair des mérinos transportés en Australie, où les troupeaux sont toujours en marche, présente autant de différence avec les moutons de la même race vivant en Europe, qu'il y en a entre la chair du lièvre et celle du lapin. Il suffit de comparer à ce point de vue un cheval de race confirmée (arabe ou tarbe) avec un métis quelconque.

D'ailleurs, l'influence de la *race* sur la sobriété et l'aptitude au travail ne s'explique que par ce phénomène d'hérédité.

La *nature de l'exercice* exerce une grande influence sur le développement du surmenage et sur les modalités qu'il affecte.

Dans l'exercice de force, dit F. Lagrange, il y a accumulation du travail physique, puisque chaque effort musculaire est très intense (obstacles trop durs, charrois trop lourds).

Dans l'exercice de vitesse, il y a *multiplication* du travail, car, bien que les mouvements soient moins énergiques, la succession rapide d'efforts peu intenses finit par amener l'accumulation du travail.

Dans l'exercice de fond, au contraire, les efforts étant suffisamment espacés, il y a *fractionnement* du travail, parce qu'à aucun moment la dose d'exercice subie par l'organisme ne dépasse la mesure de sa résistance.

Le retentissement sur l'organisme variera donc suivant que le travail physiologique est effectué à doses massives, à doses multipliées ou à doses fractionnées.

Dans les exercices de vitesse, ce sera la forme asphyxique ou suraiguë du surmenage qui dominera, tandis que les exercices de fond produiront les tares articulaires, les suros, l'emphysème ou les maladies de cœur, etc...

Il importe toutefois de faire observer que ces distinctions n'ont rien d'absolu, et que tel travail constitue un exercice de fond pour tel cheval et un exercice de force pour un autre.

On pourrait dire que certains services particuliers prédisposent le cheval au surmenage, tels celui des ailes dans les évolutions, celui des éclaireurs en manœuvres, celui des porteurs dans les attelages d'artillerie, etc., etc.

Cette question se confond avec celle des *conditions hygiéniques générales,* dont les principaux facteurs sont l'importance de l'alimentation et du repos, car c'est pendant ce dernier et surtout pendant le sommeil que s'éliminent les produits de déchet.

Aussi est-on en droit d'attribuer au *travail de nuit* une grande part dans la production des accidents de surmenage.

En dehors de la privation même du repos qui n'est jamais si complet que *pendant le silence de la nuit et particulièrement pendant les quelques heures qui précèdent le lever du soleil,* les mouvements des animaux sont moins sûrs et nécessitent plus d'efforts de leur part pour arriver au même effet utile.

Les anciens relais de nuit des postes n'étaient jamais parcourus avec la même vitesse que pendant le jour et malgré cela on observait que les chevaux utilisés dans le premier cas étaient, en général, plus rapidement *usés* et plus fréquemment victimes d'accidents. (Baillet.)

Pour les chevaux de l'armée, l'expérience s'est depuis longtemps prononcée, aussi bien en ce qui concerne les accidents de fatigue que pour ceux qui dérivent de la négligence du cavalier lui-même.

Un exemple cité par Sinclair prouve, une fois de plus, que ce n'est pas sans danger qu'on change les heures que la nature a destinées au sommeil. « Deux colonels, dit-il, avaient eu une chaude discussion pour savoir s'il valait mieux faire une longue marche au milieu de l'été, *en se reposant la nuit ou le jour*. Comme la chose était très intéressante au point de vue militaire, ils obtinrent de leur général d'en faire l'essai.

« Ils partirent l'un et l'autre avec leur régiment et parcoururent deux cents lieues. Celui qui marchait le jour et se reposait la nuit arriva à sa destination sans aucune perte d'hommes ni de chevaux, tandis que celui qui avait cru préférable de profiter de la fraîcheur de la nuit pour faire le chemin, et de se reposer dans le milieu du jour, perdit la plupart de ses chevaux et plusieurs de ses soldats. »

Le *sexe* ne semble pas avoir d'influence marquée sur le développement du surmenage, c'est du moins ce que nous fait croire l'observation de ces dernières années ; à peine pourrait-on insinuer que les juments méchantes y sont davantage exposées, car on les prend de préférence pour les services fatigants. Le cavalier part en éclaireur, fait preuve de vigueur et d'adresse, mais quand l'épreuve se répète, et elle se répète presque toujours, l'animal revient courbaturé ; si à ce moment les symptômes du surmenage passent inaperçus, c'est que la scène est souvent dominée par la fourbure qui en est une des complications ou des terminaisons les plus fréquentes.

L'*âge* a plus d'influence que le sexe. C'est à juste raison que les instructions s'opposent à ce qu'on emmène aux manœuvres des chevaux de cinq à six ans ; chez le cheval jeune, les phénomènes de nutrition et de dénutrition sont très actifs, aussi le surmenage les surprend-il facilement, quitte à évoluer plus rapidement, mais en réalisant les conditions d'une usure prématurée.

Les *maladies du cœur* et *du poumon*, à l'état latent ou chronique, par cela même qu'elles rétrécissent le champ respiratoire ou diminuent l'hématose, doivent hâter la production de l'essoufflement et peuvent aboutir à l'une des formes du processus qui nous occupe.

Le surmenage peut enfin être consécutif à la *paraplégie.* « Sa manifestation résulte, dans ce cas, chez certains chevaux paralysés, des mouvements violents, désordonnés et incessants auxquels ils se livrent sur le sol, et simultanément de la suppression presque complète des excrétions. » (Trasbot.)

B. Causes occasionnelles.

Parmi les causes occasionnelles les plus saillantes, il faut citer au premier rang *la chaleur*.

D'une manière générale, elle influence favorablement la contractilité musculaire. Une élévation de la température du corps de un degré environ s'accompagne d'une augmentation de la puissance musculaire, mais on sait qu'à une température élevée, les actions de l'organisme sont réglées de manière à développer peu de chaleur et, d'autre part, que la température intérieure ne peut guère augmenter de plus de deux ou trois degrés (Colin) sans compromettre la vie de l'animal. Celui-ci ne peut résister à l'élévation de la température que par l'augmentation de la transpiration cutanée et le ralentissement des *actions thermogènes*.

Cette dernière condition, de beaucoup la plus importante, est loin d'être réalisée chez les animaux qui ont perdu l'habitude d'un exercice régulier ou auxquels on demande brusquement des efforts considérables. Dans ce cas, la chaleur ambiante agit dans le même sens que la contraction musculaire, la circulation s'accélère dans les muscles et dans le canal central et s'y ajoute ; la respiration, gênée par les amas de graisse des organes splanchniques, ne peut suivre une marche assez rapide pour renouveler l'oxygène du sang artériel consommé en plus grande quantité et éliminer l'acide carbonique qui tend à s'accumuler dans le liquide circulatoire. Dès lors, l'hématose ne se fait plus, et la transpiration cutanée est impuissante à débarrasser l'économie de tous les produits de déchet; un pas de plus, et le terrain est prêt pour une intoxication mortelle.

N'est-ce pas le cas du lièvre forcé à la chasse par les chaudes journées de septembre, et parfois même celui du chien trop gras qui n'a pas voulu quitter sa piste, ce dernier d'autant plus exposé aux phénomènes asphyxiques, que le peu d'activité de son tégument externe le prive d'un des moyens de résistance à la chaleur?

Inutile de dire que les grands animaux n'y résistent pas mieux que les petits, d'autant que chez eux les violences de leurs conducteurs, les coups d'éperon de leurs cavaliers, la poussière et la buée chaude inhérentes au travail en masse, s'ajoutent encore aux effets pernicieux de la chaleur. Pour certains auteurs, ce rôle serait interverti et les *coups de chaleur* ou *d'échauffement* n'agissent que parce que l'organisme est déjà surmené. Ce n'est pas à dire pour cela que le surmenage ne puisse pas se produire en hiver, mais il est beaucoup moins fréquent, et si l'on s'en rapporte aux observations de M. Létard, d'Alençon (*Recueil 1887*), il ne se présenterait pas avec le même cortège de symptômes.

On sait également que l'abaissement de la pression barométrique a pour résultat la production plus facile de la fatigue: plus une atmosphère est saturée d'humidité, moins les éliminations épidermiques et pulmonaires se feront facilement et plus vite l'intoxication aura lieu.

A côté de ces causes générales, il faut citer l'*influence des efforts* pour le cheval de trait, l'*influence du poids* pour le cheval de selle, de guerre ou de chasse... On dit bien que le poids ne diminue pas le fond d'un cheval de troupe et seulement sa vitesse; mais il est bien évident qu'il hâte de beaucoup la production de l'essoufflement et de la fatigue.

C. — Causes déterminantes.

Quant aux causes déterminantes, il n'y en a qu'une: c'est l'*excès de travail* sous ses différentes formes; et la production des accidents est d'autant plus rapide que ce travail suit de plus près les repas, l'ingestion d'eau ou de certains aliments spéciaux tels que faînes, glands, fèves, féveroles, etc... (Trasbot.)

Que l'on exige d'un animal un exercice excessif pendant *une seule journée*, ou qu'on lui demande, pendant une *période limitée*, un travail au-dessus de ses forces, le résultat est le même et les conséquences du surmenage se manifestent aussi bien dans un cas que dans l'autre.

Il y a cependant une condition qui semble échapper à la règle ci-dessus; c'est celle où l'on soumet *quotidiennement* l'animal à une tâche trop pénible pour lui, car alors la misère physiologique s'en empare petit à petit et le prédispose aux maladies les plus graves.

En réalité, cet état n'est autre chose que du *surmenage lent ou chronique*, distinction qu'admet implicitement la circulaire du 20 avril 1887, concernant « l'influence exercée par l'excès de travail sur la propagation de certaines maladies chez les chevaux de l'armée ».

Les faits déjà cités jusqu'alors ont permis de voir que la somme de travail et d'efforts nécessaires pour amener le surmenage est très variable, suivant les animaux et les conditions où ils se trouvent placés. Tandis que les bœufs d'engrais peuvent succomber en peu d'heures ou même en quelques instants après une marche forcée, après avoir présenté des symptômes qu'on a confondus avec ceux du charbon, les lièvres, les renards, les cerfs, les chevreuils, forcés à la chasse, les chiens qui les poursuivent, peuvent résister des journées entières à des courses extraordinaires.

Les chevaux eux-mêmes, qui ont cependant à déplacer, outre leur propre masse, des charges supplémentaires parfois considérables, nous étonnent souvent par la somme d'efforts accomplis ou par la durée pendant laquelle ils ont soutenu des allures rapides.

Aux chasses à courre, le « toc » ne se déclare le plus souvent que chez les chevaux qui n'ont pas subi d'entraînement préalable suffisant et toujours après des efforts prolongés. Or, le grand avantage de la gymnastique fonctionnelle, de l'entraînement, est précisément de reculer les conséquences de la fatigue jusqu'à des limites vraiment surprenantes.

Youatt raconte qu'un cheval hackney exécuta l'énorme trajet

de Londres à York, plus de 315 kilomètres, en quarante heures trente-cinq minutes (*Extérieur* de Goubaux et Barrier.)

La jument *Mascotte,* réformée à Saumur, à l'âge de 19 ans, et utilisée aux voitures de place, put faire 40 kilomètres de galop en une heure et demie, montée par M. Gaudot. Le lendemain, attelée à une charrette, elle le menait bon train aux courses de Véry.

On cite couramment l'exemple de l'étalon *Triboulet,* du dépôt de remonte de Tarbes, qui, *avant d'être acheté par l'administration,* fit un jour, sur une route macadamisée, *quarante-trois kilomètres* de galop sans reprendre haleine. Le cheval qu'on lui avait opposé dans le pari et qui devait le suivre au trot, dut être retiré après avoir à peine accompli le tiers du trajet. L'un était donc en condition merveilleuse, tandis que l'autre manquait absolument d'état.

Tout le monde se rappelle la course de résistance accomplie, au mois d'octobre 1874, par Zubowitz, lieutenant hongrois, dans son voyage de Vienne à Paris, sur la jument anglaise *Caradoc.* Le trajet, accompli en quinze jours, était de 1,400 kilomètres, ce qui fait plus de 93 kilomètres par jour. *Verny,* trotteur russe, gagna en 1879, contre un cheval anglais, une course mémorable : attelé à une voiture de deux personnes, il fit en *neuf heures cinq minutes les 128 kilomètres* qui séparent Rouen de Paris ; son *concurrent mourut en route* et lui-même succomba le *lendemain, faute de soins.*

Nous pourrions multiplier les exemples où la mort a été la conséquence prochaine du surmenage, tout comme chez le lièvre forcé à la chasse.

Au chapitre de la *Pathogénie,* nous analyserons en détail le mécanisme de ce processus assez violent dans ses effets pour amener la mort en quelques instants chez les animaux les mieux trempés : ils tombent à bout de forces, se débattent et succombent sans que l'on ait eu le temps de leur porter secours.

S'il fallait d'un mot résumer l'étiologie du surmenage, on pourrait dire qu'il est toujours le résultat d'un manque de condition chez l'animal ou d'un travail excessif imposé par l'homme.

CHAPITRE III

SYMPTOMATOLOGIE

Le surmenage est précédé de symptômes généraux analogues à ceux qui annoncent l'invasion des maladies infectieuses, mais qui n'ont pas encore de signification précise.

Chez le bœuf on a noté la tristesse, l'inappétence, la non-rumination, tous signes qui n'ont pas grande valeur objective.

« L'animal chez lequel la maladie commence à se déclarer, dit Cruzel, paraît d'abord plus fatigué que les autres bœufs, s'il fait partie d'une bande ; s'il est seul ou accompagné, on voit que sa marche se ralentit ; il se couche en route et ne se relève qu'avec peine ; quand il marche, il écarte les membres postérieurs en voussant l'épine dorsale, ses épaules s'écartent du corps comme si elles en étaient complètement séparées, il tient la tête basse et son haleine est d'une extrême fétidité. »

Ce sont, en un mot, les manifestations habituelles de la fatigue outrée et comme telles, elles varient forcément suivant les espèces, les individus et le genre de travail.

Ces symptômes passent inaperçus chez la plupart des chevaux qui atteignent d'emblée les deuxième et troisième degrés de la maladie ; cependant il en est quelques-uns chez qui ils ne se manifestent qu'après la cessation du travail excessif auquel on les a condamnés. Ils sont alors abattus, le pouls est petit, la respiration fréquente, anxieuse, et l'asphyxie semble imminente.

C'est sur le cheval qu'on peut le mieux étudier la maladie, car elle s'y développe en parcourant, pour ainsi dire, la gamme entière de ses diverses nuances depuis le simple essoufflement jusqu'à une mort rapide, parfois même foudroyante.

Il y a, en effet, des degrés dans le surmenage, comme il y en a dans la plupart des maladies... Sans doute, le passage de l'un à l'autre se fait par une transition insensible, difficile à saisir et qu'on ne peut préciser que pour la facilité de l'étude. Mais leur existence n'en est pas moins réelle, ainsi qu'il ressortira, du moins l'espérons-nous, de la description de nos observations personnelles.

Nous les citerons d'après leur degré de gravité, cette classification ayant plus d'avantages que l'ordre de succession.

OBSERVATION I

TOAST

La dernière journée des manœuvres de septembre 1888 avait été très dure pour les chevaux, ils firent bien 60 kilomètres, dont près de 10 au galop à travers champs. Le lendemain, il ne s'agissait plus que de parcourir huit à dix kilomètres pour se rendre sur le terrain de la revue, à des allures très modérées, fournir un défilé au galop de 1,800 mètres dans une prairie idéale, après un *repos prolongé* et regagner ensuite la garnison distante de 30 kilomètres.

La journée s'annonçait chaude (25 à 28° environ) avec tendance à l'orage.

On était au repos depuis une demi-heure quand on me présente *vers 8 heures et demie* le cheval *Toast* (11 ans, 1m,48, gris clair rouanné, de Tarbes), parce qu'il commençait à *battre du flanc*. On constate, en effet, que ce cheval, un peu maigre, à rein mal attaché, long jointé, est pris d'un essoufflement que ne justifie ni la chaleur, ni la petite distance qu'il vient de parcourir; les mouvements du flanc sont courts et accélérés, *les battements du cœur sont forts et tumultueux* et, chose bizarre, le *pouls est petit et filant*, la conjonctive est injectée, le rein raide.

On le débarrasse immédiatement de tout son paquetage, on le conduit à l'ombre, et une heure après, il se met en route pour l'infirmerie du régiment où il ne resta que quatre jours et où le repos et un régime rafraîchissant l'eurent promptement remis (14 au 18 septembre). Au moment de la sortie, rien d'anormal à l'auscultation du cœur.

Aux manœuvres de l'année suivante, la condition du cheval lui permit d'aller jusqu'au bout, mais son appareil ligamenteux des boulets antérieurs subit une distension telle qu'il fut proposé pour la réforme (octobre 1889).

OBSERVATION II

POLYXÈNE

Polyxène (jument, 11 ans, 1m,53, bai châtain ; ladre aux naseaux, balz. post. droite bordée. Paris).

Deuxième monture d'un officier, *un peu haute d'état* au moment du départ pour les manœuvres du camp de Châlons (septembre 1889), cette jument, très ardente au travail, est prise du « toc » le deuxième jour des manœuvres : on note chez elle de la surexcitation nerveuse, de l'inquiétude, une grande soif, peu d'appétit, la *discordance entre les mouvements du cœur* et les *pulsations de la glosso-faciale*, un amaigrissement rapide ; elle n'a plus travaillé qu'un jour sur deux jusqu'au retour.

Des contractions spasmodiques du diaphragme se produisent au moment du premier choc du cœur et ont cessé le surlendemain en même temps que l'organe central de la circulation recouvrait son rythme normal. Le traitement consista en affusions d'eau froide sur la tête et frictions sinapisées aux jambes, en barbotages alcalins et nitrés, promenades à l'ombre, etc...

Rien au cœur et cependant la jument est très lente à reprendre son état (novembre 1889).

OBSERVATION III

VÉTILLARD

Vétillard (cheval de 16 ans, 1m,55, bai châtain, de la remonte d'Agen). Vigoureux et en bon état, est employé au service de la voiture médicale, pendant les dernières manœuvres. Obligé de suivre les évolutions à travers les côtes de Champagne (avec un poids de plus de 800 kilogr.), ce cheval fait des efforts considérables pour rentrer à l'étape, mais finit par s'arrêter, essoufflé et atteint de palpitations du cœur. On le ramène au pas en attachant un deuxième cheval en flèche...

Arrivé à la nuit tombante, on ne remarque que l'anxiété du cheval et la violence des battements du cœur dont le premier temps détermine un soubresaut et un ébranlement de la cage thoracique et de toute la colonne vertébrale. Le pouls, très faible, est cependant moins effacé que dans les deux cas précédents et l'animal, se trouvant à portée d'une voiture de foin, en mangerait avidement si on le laissait faire.

Traitement analogue aux autres ; le lendemain le cheval est si complètement remis qu'on l'utilise à un fourgon vide.

Une rechute d'une heure nous décide à le faire suivre en main.

Depuis la rentrée, il suffit parfaitement à un léger service de fourgon (octobre 1889).

OBSERVATION IV

BAYADÈRE

Dans la marche de retour des manœuvres de 1888, la jument *Bayadère* (14 ans, baie, du dépôt du Bec-Hellouin), qui n'avait jamais été malade, s'arrête essoufflée, *titube* et finit par *s'abattre* sur le côté. Débarrassée de son harnachement, elle reste une heure et demie dans le coma avec quelques palpitations de cœur, puis se relève et revient au quartier où elle n'entre même pas à l'infirmerie.

Traitement analogue aux précédents. Cette marche s'étant effectuée au pas, de dix heures du matin à cinq heures du soir, les chevaux ayant passé dans un ruisseau d'eau de source vers trois heures et les symptômes ne s'étant déclarés qu'à *quatre heures et demie*, nous nous croyons fondés à éliminer l'idée d'insolation. Aucun des cavaliers de la colonne n'en fut atteint ; or, tout le monde sait que les hommes y sont infiniment plus exposés que les chevaux ; il est donc plus rationnel de rechercher la cause de cette syncope dans la fatigue de la veille, le repos incomplet de la nuit dans un mauvais cantonnement et l'action de l'eau froide sur une jument fatiguée.

OBSERVATION V

TINTEMENT

Tintement (7 ans, gris foncé rouanné, venant de Tarbes), cheval ensellé, à rein mal attaché, borgne à la suite de fluxion périodique? Est pris à l'infirmerie le soir même de la rentrée des manœuvres (14 septembre 1888); il ne présente pas les soubresauts du flanc, mais une *prostration profonde et les prodromes de la fourbure.*

Il y a myosite des muscles du dos, les membres postérieurs sont engagés sous le centre de gravité ; les déplacements difficiles et douloureux.

Dès le lendemain, la fourbure ne nous paraît plus à craindre, on dirait plutôt que le cheval est en proie à une courbature généralisée avec un peu de réaction fébrile (T. 39°2' pendant les quatre premiers jours). On lui donne deux intervalles, une bonne litière, des mashs à la graine de lin, et on met des cataplasmes aux quatre pieds; le jour suivant, au réveil, trente grammes d'aloès, promenades et bains de piscine alternés; dès que le malade rentre à l'écurie où on le laisse complètement libre, il se couche de tout son long dans l'extension complète, la tête en dehors de la litière, sur le pavé ; il la lève à la rencontre de l'éponge remplie d'eau qu'on applique entre ses deux oreilles ; la céphalalgie est évidente, la soif est également très vive, l'appétit presque nul, les muqueuses injectées, la miction insignifiante, de couleur foncée; recueillie dans un vase, *l'urine laisse déposer, au bout de quelque temps, un dépôt blanc jaunâtre assez abondant.*

Dès lors, on ne le force plus à se lever qu'une fois en vingt-quatre heures et il reste complètement immobile pendant quatre jours dans le décubitus latéral droit.

Peu à peu les fonctions générales (miction, défécation) s'établissent; la guérison est complète le 1er octobre. A une réforme opérée le printemps suivant pour diminution d'effectif, on renonce à ses services qui n'avaient jamais été brillants.

OBSERVATION VI

TOSNY

Tosny (cheval, 11 ans, 1m,51, bai, trois balz. dont une antérieure gauche, les diagonales herminées; tempérament nerveux).

Atteint d'un éparvin à gauche (dont il commence à souffrir), ce cheval très impressionnable avait maigri rapidement... On quitte le cantonnement à midi, par une forte chaleur... Pendant qu'on marche au petit trot réglementaire près de deux heures environ, le cheval galope tout le temps ; le cavalier, de peur d'être mis à pied, n'en rend compte à personne.

Au moment du grand repos, le cheval est pris de contractions spasmodiques du flanc, le premier bruit du cœur est tellement violent qu'il s'entend à distance et couvre les autres bruits de la poitrine ; on entend, toutefois, un bruit de souffle entre les différents battements du premier temps, qui sont eux-mêmes irréguliers.

Le pouls est à 40, une heure après le début de la crise, petit et filant, l'œil cave, enfoncé dans l'orbite, les respirations, d'abord courtes et accélérées, ont, au contraire, diminué et ne sont plus que de cinq à six par minute à 4 heures du soir.

Le repos, les affusions d'eau froide amènent la guérison en route et le cheval n'est resté que trois jours indisponible à la fin des manœuvres.

L'on sait, d'ailleurs, que celles-ci coïncident avec une période d'accalmie dans le travail des escadrons.

OBSERVATION VII

TABATIÈRE

Tabatière (jument, 11 ans, $1^{m},53$, bai marron en tête).

Cette jument a été prise sur le terrain du camp, la première fois qu'on a manœuvré l'après-midi ; renvoyée deux fois au cantonnement, les jours suivants, dès les premières palpitations de cœur, on l'a ménagée beaucoup jusqu'à la fin des manœuvres.

Elle est actuellement encore en mauvais état (fin octobre 1889) ; après un exercice au trot de cinq minutes, les bruits du cœur augmentent considérablement d'intensité ; le deuxième bruit, au lieu de se produire nettement, est dédoublé, ou plutôt se termine par un souffle empiétant sur le commencement du grand silence.

Le deuxième bruit, étant produit par la fermeture brusque des valvules aortiques, sous le poids de la colonne sanguine, il résulte que nous avons affaire à une lésion de ces valvules et très probablement à une insuffisance aortique, lésion qui appartient à l'endocardite chronique.

OBSERVATION VIII

MAROUFLE

Maroufle (8 ans, 1m,50, bai châtain, maigre, nerveux), pesant à peine 280 kilogr., mange mal son avoine, se nourrit encore plus mal; s'est habitué au pain que lui donne son cavalier ; suit bien les deux premières journées des manœuvres de 1888. Dans la marche de retour déjà signalée, on s'arrête en plein soleil, pour faire aller et venir les chevaux dans un ruisseau d'eau de source qui longeait un jardin au milieu d'un village. *Maroufle* sort de là, saisi et tremblotant ; on me prévient à la queue de la colonne arrêtée pour la circonstance à 10 kilomètres du quartier. Le cheval est mis à l'ombre, dépaqueté, il est haletant, inquiet, tremble de tout son corps, la respiration est anxieuse, la muqueuse rouge très foncé ; au moment de lui retirer la bride on constate un *trismus intense* des mâchoires, une véritable contraction tétanique des muscles des lèvres et de la tête ; on est obligé de faire levier avec un fort gourdin pour la sortir de la bouche et y introduire l'eau avec une éponge, afin de le rafraîchir, car il lui est impossible de boire au seau.

Après avoir titubé de côté et d'autre pendant près de vingt minutes, il finit par s'abattre à droite au bord de la route *quelques instants après le départ de la colonne.*

Une fois à terre, la respiration et la circulation déjà tumultueuses continuent à s'accélérer, le *pouls devient imperceptible* et cependant les battements du cœur sont d'une violence inouïe, tels que nous ne les aurions pas cru possibles ; la main placée dans le flanc gauche vide et retroussé est soulevée avec force à chaque battement, par un choc qui semble se prolonger le long de l'aorte et se communiquer à tout le bassin.

Le diaphragme et les muscles de l'abdomen sont le siège de contractions spasmodiques isochrones au premier bruit.

Tous les assistants disent le cheval perdu et nous-même, n'ayant jamais vu de symptômes si effrayants, craignant à tout instant l'asphyxie ou tout au moins une congestion des centres nerveux ou du poumon, nous gardons de Conrart le silence prudent.

L'état de faiblesse était tel (trois hommes avaient suffi pour le hisser sur un tas de fumier voisin) que nous avions renoncé à la saignée pour continuer les affusions d'eau froide sur la tête et les frictions de vinaigre chaud et de farine de moutarde sur les membres, dans le but de réveiller la circulation périphérique, car déjà les extrémités étaient froides et les muqueuses cyanosées.

En mettant la main à l'orifice des naseaux, *on ne sent que très rarement la sortie de la colonne d'air ;* en approchant l'oreille nous constatons que *l'inspiration est deux ou trois fois plus longue que l'expiration,* puis de temps à autre on remarque une expiration longue et prolongée, après laquelle les inspirations recommencent courtes et saccadées.

Le décubitus durait ainsi depuis près d'une heure, avec quelques alternatives de mieux et de pire dans l'état du pouls et la température des extrémités, nous désespérions de le sauver, quand tout à coup le cheval se lève d'un trait et se maintient debout sans tituber.

Une auberge se trouvant à deux pas, on y conduit *Maroufle :* le trismus avait diminué et on parvient à lui faire prendre un peu de barbotage clair additionné de sel de nitre et de sulfate de soude. Grâce à l'obligeance d'un de mes collègues en congé dans le pays, je puis lui faire administrer du soir au matin cinq doses de granules de digitaline (50 granules de $0^{gr},001$) et le lendemain matin, à 9 heures, le surmené rentrait au quartier, où on le soigna avec la sollicitude due à sa bravoure.

Contrairement à ce qui était arrivé pour les autres malades, les battements de cœur continuent à être forts et précipités ; le surlendemain, nous sommes tout surpris de voir que les mouvements du flanc ne coïncident plus avec la systole cardiaque et que les contractions du diaphragme se répètent à intervalles plus ou moins éloignés ; ces secousses (c'était un cas bien évident de chorée du diaphragme) sont nettement accusées à la limite du thorax et de l'abdomen, elles se voient des deux côtés avec la même intensité et soulèvent brusquement les flancs.

Cependant la respiration est redevenue régulière et n'est plus entrecoupée que par le soubresaut du diaphragme, le pouls se relève petit à petit, on continue la digitale à la dose de quinze granules par jour dans de la mie de pain, le régime rafraîchissant puis tonique.

Les spasmes diminuent peu à peu de nombre et d'intensité pour cesser complètement le 20 septembre, et le courageux animal, rentré à l'infirmerie le 15, en sort le 23 suffisamment guéri pour rejoindre un régiment de nouvelle formation, pour lequel le sort l'avait désigné. Ici encore, on ne saurait invoquer ni l'anhématosie, ni l'insolation, mais bien les fatigues de la veille et l'immersion dans l'eau froide.

OBSERVATION IX

TISON

Tison (cheval, 9 ans, 1^{m},56, gris pommelé, de la remonte de Tarbes), vigoureux, système musculaire très développé, est emmené dans le courant de *mai* 1888 à des manœuvres de brigade avec cadres qui ne devaient pas dépasser huit jours avec une moyenne de trente-cinq à cinquante kilomètres par jour. Mené d'abord en main, puis monté, il sert de monture de remplacement le quatrième jour à un officier de poids moyen.

Vers la fin de l'étape, le cheval soutient difficilement l'allure du groupe et finit par s'arrêter, complètement essoufflé. Les battements du cœur sont entendus à distance par tous les officiers présents, on croit à une maladie de cet organe et on renvoie le cheval à petites journées à son corps où il nous est présenté avec des symptômes généraux extrêmement graves : muqueuse rouge safrané, très foncée, artère dure, roulante, pouls petit et filant, bouche chaude très sèche, reins voussés, flanc cordé ; tremblements fréquents dans les muscles de la croupe, généralisés de temps à autre. Les membres sont portés en avant de la ligne d'aplomb, la marche est très douloureuse, cependant la chaleur et la sensibilité sont peu exagérées dans les sabots et par contre tous les muscles de l'épaule et les ilio-spinaux sont le siège d'un gonflement dur, élastique et très douloureux à la pression.

Après cet examen, et bien que l'attitude du sujet nous mette en garde contre la fourbure, il nous semble que c'est la *congestion musculaire* ou une sorte de *courbature fébrile* qui dominent la scène (saignée de 3 kilogr. ; 30 grammes d'aloès qui, pendant quarante-huit heures, ne font pas d'effet ; bains de piscine alternés avec des promenades au manège, facilitées par des frictions de térébenthine sur les membres ; massages et frictions à l'eau-de-vie camphrée sur le dos, les reins, la croupe ; régime blanc, barbotages alcalins et nitrés).

Les jours suivants, les symptômes s'aggravent, le décubitus est plus fréquent, plus prolongé, le cheval fait entendre des plaintes. Un deuxième bol d'aloès, administré le troisième jour, détermine une superpurgation persistante. Le 1er juin, la station debout est devenue impossible, la température monte à 39°,9 ; les muqueuses, très injectées, sont plus foncées qu'au début ; l'artère est dure à 90 pulsations par minute, la respiration accélérée, le flanc irrégulier.

L'urine claire mais très rare les premiers jours est devenue trouble, huileuse, de couleur opaline et contient beaucoup de mucus. Elle dépose des sédiments dans les vases où on l'a recueillie. La chaleur et les acides n'y donnent lieu à aucune réaction.

Nous croyons pouvoir affirmer que l'examen microscopique nous montre des globules de pus au milieu desquels se trouvent des cellules épithéliales en grand nombre.

La tension et la sensibilité des muscles ont encore augmenté ; on insiste sur le massage avec du vinaigre scillitique chaud, puis on recouvre pendant les dix heures de jour le dos et les lombes avec de grands sachets d'avoine grillée, enlevés de temps à autre pour faire des frictions sèches.

Un mieux sensible se produit à la suite de ce traitement, la contracture des ilio-spinaux a diminué, l'animal se déplace quelque peu dans son box quand on l'aide à se relever.

Deux jours après, rechute, décubitus costal droit complet, tête étendue, respiration pénible entrecoupée de plaintes, regard fixe, extrémités froides (pouls 85, respiration 18, T. 39°,2).

Léger jetage aux naseaux, céphalalgie, le cheval se couche toujours la tête au mur et repousse la litière par côté.

Rien d'anormal à l'auscultation et à la percussion. Les crins de la queue et de la crinière de notre malade s'enlèvent à la moindre traction, ou tombent d'eux-mêmes; il est devenu « queue de rat » en moins de dix jours.

Les pieds, maintenus dans des cataplasmes, sont examinés tous les matins, la sensibilité y augmente, on dirait que le processus, avant de s'éliminer, frappe tous les tissus, créant un véritable état typhoïde.

A cette période de la maladie on insiste sur la médication tonique et peu après la myosite s'efface, les symptômes généraux s'atténuent pour faire place à la fourbure qui s'établit lentement, mais sûrement aux quatre sabots.

Ce cheval a été réformé et travaille actuellement à la culture.

Tels sont les faits que des circonstances indépendantes de notre volonté nous ont mis à même d'observer. Ces circonstances sont telles, dans la plupart des cas, qu'elles s'opposent, sinon à une notation exacte des symptômes, du moins à une analyse minutieuse de la température, à des relevés graphiques, etc...

Si nous avons insisté sur leur description, c'est que nous n'avons pas trouvé leurs analogues dans les annales vétérinaires : on lit bien dans les journaux de la vénerie la relation de nombreuses victimes de la chasse, mais nulle part il n'est question des périodes intermédiaires du surmenage. Il en est de même des descriptions concernant l'altération des viandes de boucherie; on ne s'est arrêté qu'aux lésions cadavériques, faute d'avoir pu observer les phases antérieures à la mort.

Et cependant ce sont elles les plus importantes au point de vue clinique, que nous ne devons jamais perdre de vue.

Peut-être qu'en relevant dans les archives de notre médecine tous les faits se rapprochant de près ou de loin des phénomènes de la fatigue poussée à l'excès, trouverait-on quelques modalités peu connues du surmenage, telles que la courbature fébrile des jeunes chevaux de dressage, certains états typhoïdes, voire même des exemples de forçage du cœur, décrits sous le nom de cardites, de dégénérescences cireuse ou graisseuse de cet organe.

Nous pouvons affirmer, d'autre part, qu'un régiment voisin du nôtre a eu un nombre équivalent de chevaux chez lesquels on a constaté des symptômes identiques à ceux de nos malades. Aux mêmes manœuvres on avait résolu de voir si les chevaux de la ligne ou de la légère pourraient suivre les évolutions de cavalerie avec la voiture médicale nouveau modèle, chargée de son matériel. L'expérience faite dans les côtes de Champagne, au cours des manœuvres de division de cavalerie, a coûté la vie à un cheval d'un régiment de dragons et rendu indisponible jusqu'à la rentrée le cheval de l'observation n° III.

Tous les symptômes observés à diverses reprises peuvent se ramener, comme ceux de nos propres observations, aux diverses formes de la fatigue, à l'essoufflement plus ou moins accusé, aux palpitations de cœur, *au contraste remarquable entre la force des battements du cœur et la petitesse du pouls*, à la courbature avec ou sans fièvre, à la cyanose des muqueuses apparentes, enfin aux complications de fourbure plus ou moins intense, etc., etc.

La *plupart* des auteurs qui se sont occupés de la question, en médecine humaine, dans ces derniers temps, n'ont reconnu que deux sortes de surmenage : le surmenage suraigu qui se termine habituellement par une asphyxie immédiate et le surmenage aigu dont les effets funestes ne se font sentir qu'après la cessation de l'exercice. Cette division repose exclusivement sur la rapidité avec laquelle se produisent les accidents de la fatigue et est basée sur l'observation des faits qui se passent tous les jours dans les différents sports et en particulier à la chasse, sous ses formes les plus diverses.

Elle ne nous suffit pas pour grouper tous les symptômes fournis par le cheval, c'est pourquoi nous lui reconnaîtrons quatre degrés :

Un premier degré, phase prémonitoire ou initiale ;

Un deuxième degré, correspondant au surmenage aigu caractérisé par la courbature et les états typhoïdes ;

Un troisième degré, le surmenage suraigu à forme asphyxique et à issue rapide par essoufflement et auto-intoxication.

Enfin un quatrième degré, le surmenage lent ou chronique qui aboutit non seulement à l'auto-intoxication, mais à l'épuisement et à l'autophagie.

Ce n'est pas pour le plaisir facile d'ajouter un échelon à la classification des formes du surmenage que nous avons insisté sur la phase prémonitoire de cette affection ; c'est parce qu'il est très important de la connaître pour ne pas faire des erreurs de diagnostic, funestes parfois aux malades.

Cette première période de la maladie peut, en effet, surprendre les chevaux même pendant le repos, s'ils ont fourni la veille des courses fatigantes et qu'ils aient mal reposé la nuit (obs. n° I) ; elle est caractérisée par l'accélération de la respiration, l'angoisse, *la force des battements du cœur et la petitesse des pulsations de la glosso-faciale.* Ce dernier symptôme est pathognomonique : sur tous les chevaux que nous avons pu voir à cette période initiale nous avons noté ce fait des palpitations du cœur avec soulèvement plus ou moins marqué des côtes et des parois du flanc contrastant avec la petitesse du pouls ; et nous n'avons jamais songé à l'attribuer ni à une névrose de cet organe, ni à des contractions spasmodiques de l'épigastre, mais bien plutôt à un commencement d'intoxication par l'acide carbonique qui, en excitant le bulbe rachidien, déterminait les troubles réflexes de la respiration et de la circulation. Quelle que soit la bénignité apparente des signes à ce stade d'envahissement de la maladie, il faut bien se garder de continuer à faire travailler ceux qui en sont atteints ; ce serait jouer leur existence, alors que quelques heures de repos, une ou deux journées au plus, leur permettront de continuer leur route ou leurs manœuvres (obs. II, III et VI).

Les symptômes généraux ne font que s'aggraver dans la deuxième période, il y a un commencement d'intoxication par l'acide carbonique qui fait tituber les animaux comme s'ils étaient sous l'influence de l'alcool ; il peut même y avoir syncope et les chevaux, après s'être abattus, restent dans le coma (obs. IV) ou sous le coup de l'essoufflement, jusqu'à ce que la ventilation pulmonaire les ait débarrassés de l'excès des produits de déchet (obs. VIII).

Tandis que la disparition rapide des symptômes inquiétants est la règle dans les cas du premier degré et se produit dès qu'on a débarrassé les victimes de leur harnachement ou qu'elles ont pu reprendre haleine, leur persistance est la caractéristique de la deuxième phase du processus ; ou bien le syndrome du début dure peu et fait place au tableau de la fatigue et de l'intoxication par les déchets organiques (courbature, myosite, états typhoïdes).

C'est ici que l'on observe ces menaces de fourbure qui avortent, ces courbatures qui tiennent pendant plusieurs jours les animaux cloués sur la litière (obs. V) ; des céphalalgies manifestes, des myosites intenses, des intermittences de mieux et des rechutes qui créent de véritables états typhoïdes, des dépôts sédimenteux dans les urines, etc., etc. (obs. IX).

C'est aussi dans cette phase du surmenage que se produit, d'après nous, la *chorée du diaphragme*; elle peut être l'un des symptômes les plus persistants de la période d'état, mais elle n'est qu'un épiphénomène du surmenage. C'est ainsi que *chez le cheval* Marouffle, *dès le surlendemain du premier accès, on nota l'hétérochronisme des secousses du diaphragme et des systoles du cœur, alors que la dyspnée avait complètement cessé et qu'il n'existait plus ni fièvre d'essoufflement, ni aucune hyperthermie.*

Il reste, d'ailleurs, à expliquer comment se produit cet important symptôme, soit qu'on le considère, avec M. Cadiot, comme une simple hyperkinésie locale, soit qu'on l'assimile au hoquet de l'homme avec Urbain Leblanc, MM. Garnier, Cagnat, etc...

Le nervosisme, la chaleur, le *travail excessif* et l'ingestion d'eau trop froide en sont évidemment les facteurs principaux sinon uniques. Or, le cheval sur lequel nous l'avons observé n'avait fait que passer dans l'eau froide et n'en avait pas ingéré. D'où il résulte que *l'impression ou le saisissement occasionnés par une eau froide, sur un cheval fatigué,* peuvent déterminer l'apparition de symptômes de surmenage analogues à ceux qu'on observe sur les cerfs ou les lièvres forcés à la chasse et qui se jettent à l'eau quand ils sont sur leurs fins. Nous reviendrons sur ces faits aux chapitres de la Pathogénie et du Diagnostic.

Pour préciser notre division des symptômes, nous dirons que nous considérons les observations I, II, III et VI comme des cas du premier degré, où il n'y avait aucune crainte à avoir sur le sort des malades; seule l'observation n° VIII est un cas bien accusé de surmenage suraigu ou du troisième degré, puisque pendant près d'une heure l'asphyxie fut à craindre. Les quatre observations restantes relèvent du surmenage aigu du deuxième degré, où la mort aurait pu terminer la scène, si les animaux n'avaient pas été arrêtés et soignés à temps.

Cette terminaison n'est pas immédiate, mais elle paraît être la conséquence de la fatigue accumulée, alors que l'économie sursaturée de déchets ne parvient plus à les éliminer par les émonctoires naturels.

Un des premiers effets que l'on constate au début de la période d'état n'est-il pas la suppression ou du moins la diminution de la sécrétion urinaire? Si à ce premier arrêt de dépuration s'ajoutent la fatigue du cœur et la stase sanguine, on conçoit sans peine qu'il n'en faille pas plus pour amener une intoxication mortelle.

Le type en est fourni par les animaux que l'on chasse à courre, par ceux qui, à force de ruses, ont échappé aux chiens et qu'on retrouve le lendemain dans une broussaille, où ils sont venus mourir des suites de leurs fatigues. Dans ces cas, que l'animal ait passé ou non dans une masse d'eau, son cadavre est toujours envahi par une rigidité immédiate; vidé ou non, il se putréfie très rapidement.

Un cheval qu'on jette dans un galop très vite et qu'on force à soutenir cette allure, meurt surmené en très peu de temps; il a produit un surcroît d'acide carbonique qui, n'ayant pu être éliminé, s'est accumulé dans le sang et a déterminé la mort par essoufflement; c'est-à-dire par arrêt définitif de la circulation.

Ce n'est donc, en réalité, qu'une asphyxie par auto-intoxication; c'est à elle qu'aboutit le surmenage suraigu, ou du troisième degré.

Les exemples abondent dans les annales de la vénerie et peut-être bien qu'en y regardant de près, trouverait-on nombre de faits ou de morts subites que l'on pourrait s'expliquer ainsi...

Le surmenage lent ou chronique n'est pas autre chose que l'épuisement de l'organisme; il y a une différence capitale à établir entre lui et le surmenage par intoxication.

Dans le premier, les résidus de la désassimilation ne s'accumulent pas dans l'économie, ils peuvent être éliminés pendant le repos; mais ce sont les matériaux organiques qui sont brûlés, et mettent l'animal dans un état de « moindre résistance » qui le prédispose à toutes les maladies. « Si l'état actuel de la science, dit la circulaire ministérielle du 20 avril 1887, ne permet pas de préciser si la fréquence de la morve, du farcin, de la fièvre typhoïde, de la lymphangite, etc.., sur les chevaux de guerre, est due à la contagion seule, ou bien à la transformation des matières organiques annexes, c'est du moins un fait acquis que ces affections se manifestent et se développent avec plus de rapidité chez les sujets les moins robustes, dont l'organisme affaibli offre moins de résistance à l'agent morbide. »

Après avoir passé en revue les degrés et formes du surmenage, il importe maintenant d'en expliquer les symptômes et de saisir le mécanisme intime de leur production.

A cet effet, il est indispensable d'étudier en détail les diverses modifications qui se produisent dans l'organisme sous l'influence du travail physiologique et en particulier de la contraction musculaire.

CHAPITRE IV

DU TRAVAIL PHYSIOLOGIQUE ET DE LA CONTRACTION MUSCULAIRE

Il n'y a pas de différence, *au point de vue physiologique,* entre l'exercice volontaire auquel se livre un animal en liberté et le labeur qu'on impose à la bête de somme ou au cheval à deux fins. Tous trois produisent un travail qui peut être ramené à l'acte fondamental de la contraction musculaire. Mais tandis que l'exercice fortifie le premier, l'excès de travail peut amener l'épuisement et le surmenage chez les autres.

Il n'est pas étonnant que la nutrition soit grandement modifiée par l'exercice et *à fortiori* par la fatigue, si l'on tient compte que l'ensemble du système musculaire entre pour plus de moitié (Colin) dans la structure animale et il paraîtra évident que sa mise en action doit apporter des changements profonds dans la composition chimique des muscles, modifier leur nutrition et réagir ainsi sur tout l'organisme.

On sait, d'autre part, que le plasma ou suc musculaire contenu dans le sarcolemme, sa gaine membraneuse, est complètement liquide à une température de — 3°. (Kühn a vu un helminthe vivant nager dans l'intérieur d'une fibre primitive.)

Il tend déjà à se coaguler à 0° et passe à l'état solide à 45°.

Le même effet se produit au contact de certains acides, notamment les acides lactiques ou sarcolactiques, qui se développent dans les muscles en travail.

Le muscle est très élastique, il possède la propriété de se contracter, c'est-à-dire de se raccourcir en rapprochant ses extrémités à la façon d'un cordon de caoutchouc qui revient sur lui-même, mais cette élasticité diffère de celle du tissu fibreux jaune en ce qu'elle dépend de la nutrition du muscle.

Pour que cette irritabilité entre en jeu, il suffit d'une action mécanique, physique ou chimique portée directement sur la fibre musculaire. Si sur un animal récemment sacrifié on dissèque un muscle et qu'on en pince fortement les fibres, on le voit se contracter et faire mouvoir les os auxquels il s'attache.

Seule, la volonté agit sur lui à distance par l'intermédiaire de son système cérébro-spinal ; les micrographes disent que dans les points où le nerf moteur se distribue au muscle, le cylindre-axe se termine par un épanouissement en forme de disque, qu'on appelle la plaque motrice, trait d'union qui unit le nerf au muscle. C'est par elle que s'établit la communication entre l'organe moteur et le conducteur qui porte les ordres de la volonté.

Pflüger admet, en outre, que le nerf est un appareil de renforcement en même temps qu'un appareil conducteur; il augmenterait l'intensité des sons qui le traversent. Si cette théorie, dite « de l'avalanche nerveuse », est vraie, il est permis de croire que ce pouvoir se développe par l'exercice comme toutes les aptitudes physiologiques des organes qui travaillent, ce qui expliquerait le « ressort » étonnant de certains chevaux entraînés, qui est loin d'être toujours proportionnel à l'accroissement des tissus musculaires. Quand la volonté ordonne au muscle d'agir, celui-ci obéit avec d'autant plus de force et de promptitude que le commandement se traduit par un ébranlement plus violent de la substance nerveuse, ainsi qu'il arrive dans le saut et à l'arrivée au poteau.

Quant à la tonicité ou au *tonus musculaire*, il est un effet de l'innervation ; c'est un acte réflexe dans lequel les nerfs moteurs, la substance grise de la moelle et les nerfs sensitifs sont en jeu.

Dans le muscle à l'état actif, les combustions sont bien plus considérables ; la réaction devient alors acide (acide sarcolactique), sa température s'élève, et le sang veineux qui en sort est pauvre en oxygène, riche en acide carbonique.

Le moindre mouvement exécuté par la machine animale peut retentir très loin du point où il semble localisé, et jamais un muscle n'agit sans que son antagoniste entre en contraction pour lui faire subir une sorte de pondération ou de contrôle.

Cette coordination des mouvements, instinctive et parfaite dès la naissance pour les actes naturels, nécessite une véritable éducation pour les mouvements acquis, le dressage au manège, par exemple.

On sait quelle perturbation se produit dans l'organisme pendant l'effort, car cet acte entrave momentanément la respiration et la circulation; mais il y a plus, car, quelle que soit la modération d'un acte musculaire que l'on étudie, il amène toujours des modifications importantes dans le fonctionnement des grands appareils organiques.

M. Chauveau, dès 1857, ayant adapté un enregistreur spécial à l'artère du masséter d'un cheval, au moment de la mastication de l'avoine, et ayant noté la vitesse du cours du sang à divers moments, a constaté un afflux plus considérable du liquide nourricier vers l'organe en travail, et cette accélération se propage de proche en proche aux gros vaisseaux, puis au cœur et à tout l'arbre circulatoire.

Au bout de quelques minutes, le sang circule avec la même vitesse dans toutes les artères, même les plus éloignées de la tête, et, finalement, les mouvements si limités de la mastication se trouvent avoir produit une augmentation de la fréquence du pouls.

On comprend combien ce résultat doit être plus prompt et plus intense quand le mouvement, au lieu de se localiser dans un petit groupe de fibres contractiles, s'étend à des masses musculaires puissantes, ainsi qu'il arrive dans les mouvements de force ou de vitesse[1].

Ainsi, le fait initial, la condition *sine quâ non* du travail physiologique, est la production de chaleur; elle est indispensable pour que le muscle se contracte facilement, sans douleur et sans effort.

M. Marey a constaté que la marmotte développe plus de chaleur quand elle est éveillée depuis quelque temps, que lorsqu'elle sort de son sommeil. Ce n'est pas seulement pour ménager les articulations qu'on recommande d'éviter les à-coups aux chevaux qui conduisent des voitures chargées. S'ils les traînent sans efforts, dès qu'ils sont en mouvement depuis quelque temps, *le coup de collier* de la reprise *après un arrêt* est toujours dur à donner.

De là aussi l'indication pratique recommandée dans le service intérieur de la cavalerie, de ne jamais faire trotter les chevaux au sortir du quartier.

1. Voir Note A, p. 82.

Le lièvre qui *déboule,* surpris dans son sommeil, court à peine, malgré les coups de fusil, mais dès qu'il est *réchauffé,* il part avec une vitesse prodigieuse, au grand étonnement du tireur maladroit, qui le croyait blessé.

Le corps produit de la chaleur en brûlant des matériaux tirés de lui-même. Nous n'abuserons pas de la comparaison classique établie entre la machine animale, source de mouvements, et la machine fonctionnant par la chaleur ; mais il nous paraît utile d'analyser, d'après MM. Chauveau et Sanson, la contraction musculaire, car son étude nous donnera la clef de certains faits de surmenage, et modifiera peut-être les idées reçues sur les combustions organiques et la calorification. Il importe, en effet, de savoir si les combustions dont le tissu musculaire est le siège au moment où il se contracte, font d'abord de la chaleur qui se transforme en travail physiologique, ou si elles produisent directement ce travail.

Disons de suite que les faits s'enchaînent d'une manière plus logique, quand on admet la première hypothèse sur l'origine et la fin du travail physiologique.

« L'analyse de la contraction musculaire y démontre l'existence de trois éléments : 1° la mise en jeu ou en activité de la contractilité, propriété biologique spéciale du tissu musculaire ; 2° l'effort immédiat ou direct de cette mise en jeu, c'est-à-dire la création de l'élasticité, *source* du pouvoir moteur ; 3° le résultat dernier de l'action musculaire, consistant en travail mécanique et apparition de la chaleur sensible.

« Tout travail physiologique a pour origine première l'énergie que l'animal emprunte par ses ingesta au monde extérieur, et pour origine directe ou immédiate la force vive développée par les réactions chimiques intérieures du tissu au sein duquel s'accomplit ce travail.

« On doit le considérer comme équivalent à cette énergie chimique.

« Tout travail physiologique aboutit à une restitution totale, au monde extérieur, de l'énergie que ce travail lui a empruntée. »

Elle s'effectue intégralement sous forme d'une quantité de chaleur sensible, qui représente l'équivalence exacte du travail physiologique, quand celui-ci reste tout à fait intérieur ; s'il s'accompagne de travail mécanique extérieur, la quantité de chaleur sensible produite est diminuée dans une proportion exactement équivalente à la quantité du travail mécanique.

« La chaleur n'apparaissant jamais que comme une fin dans la série des transformations de l'énergie chez les êtres vivants, on ne saurait considérer, au moins dans les conditions normales, la chaleur sensible des tissus comme étant apte à redevenir directement du travail physiologique.

« Elle affecte, au contraire, le caractère d'une excrétion.

« Cette chaleur sensible, transformation finale du travail physiologique, est suffisante pour maintenir constante dans toutes les conditions du repos et de l'activité, la température du corps chez les animaux à sang chaud.

« *La calorification* n'a donc pas *besoin d'exister et n'existe peut-être pas en tant que fonction spéciale.* Elle apparaît généralement comme une conséquence du travail physiologique.

« Il en résulte que si le travail physiologique s'accumule en grande quantité en un temps très court, le corps n'a pas le temps de se débarrasser de la grande quantité de chaleur sensible que le travail y fait apparaître, elle prend alors une valeur qui dépasse les besoins de la calorification; de superflue, la chaleur peut devenir nuisible et arriver même à entraîner la mort[1].

Ainsi, dans cette théorie, la contraction musculaire est considérée comme une dérivation directe du travail chimique qui s'effectue dans le muscle.

Ce travail initial est produit en quantité proportionnelle aux besoins de la production du travail physiologique, le but de celui-ci est une transformation en travail mécanique extérieur pour une petite part, et pour la plus grande part, en chaleur sensible qui doit retourner au monde extérieur par les voies du rayonnement, de la transpiration cutanée et de l'évaporation pulmonaire. Donc, que la production du travail physiologique devienne très active; qu'il résulte de la transformation finale de ce travail une grande quantité de calorique sensible, que les voies de dispersion de ce calorique

1. A. Chauveau, *Du Travail physiologique et de son équivalence*. (*Revue scientifique*, 1er semestre 1888, n° 5, pages 129-139.)

soient alors insuffisantes, la chaleur deviendra de plus en plus abondante dans l'économie animale, et pourra même s'accumuler au point d'être singulièrement nuisible.

« C'est ce qui arrive certainement souvent chez les animaux forcés à la chasse ; on en voit qui présentent des symptômes identiques à ceux des sujets dont on élève la température de 5° à 6° par le chauffage.

« L'échauffement par insuffisance des voies de dispersion de la chaleur que le travail accumule dans les organes ne doit pas non plus être étranger à la mort des animaux domestiques surmenés. Ceux qui offrent le plus de résistance aux exercices violents prolongés sont sans doute les sujets chez lesquels l'accumulation de la chaleur survient le plus tardivement. Qui sait si la thermométrie rectale ne constituerait pas un bon moyen d'apprécier le fond des animaux destinés à se mouvoir rapidement, en traînant ou en portant des fardeaux plus ou moins lourds, les chevaux de selle, par exemple, et plus particulièrement les chevaux de course ? »

Dans un remarquable mémoire sur la source du travail musculaire, Sanson résume une série d'expériences faites avec du sang recueilli sur des chevaux de manège, au moment de leur départ pour la leçon d'équitation, puis à leur entrée à l'écurie après une heure de travail.

Après avoir commenté les travaux de Pettenkofer, Zuntz, Héring, Henneberg, Persoz, Boussingault, Traube, Fick et Wislicénius, Gréhant, Berthelot, Bischoff, Hirn, Ranke, etc., etc., il arrive à des conclusions très originales, dont nous ne retiendrons que les suivantes[1] :

On sait depuis Spallanzani et Matteucci que le muscle absorbe de l'oxygène et dégage de l'acide carbonique. Une expérience de Cl. Bernard a montré que l'absorption de l'oxygène est d'autant plus considérable que le muscle est plus actif.

A quoi sert cet oxygène ? Est-il employé directement à des oxydations, ou bien plutôt les phénomènes intimes de la contraction musculaire sont-ils des fermentations ?

1. *Mémoire sur la source du travail musculaire.* (*Journal de l'anatomie et de la physiologie*, t. 16.)

M. Sanson admet que l'acide carbonique éliminé par la respiration ne donne nullement la mesure de l'acide carbonique fourni durant le même temps dans l'économie animale.

« 1° Il en est ainsi parce que son élimination dépend de circonstances étrangères à sa formation, telles que celles de température extérieure, de pression barométrique, d'étendue de surface déployée par le poumon et du nombre de mouvements respiratoires dans l'unité de temps.

« A une élimination plus forte peut correspondre une formation plus faible, et réciproquement.

« 2° La richesse proportionnelle du sang en acide carbonique ne peut pas donner la mesure de la formation de cet acide, le rapport entre les formations et l'élimination n'étant point constant.

« Après un travail musculaire qui provoque notoirement une formation plus grande d'acide carbonique, la proportion de celui-ci se montre diminuée dans la masse du sang, l'élimination par le poumon étant augmentée par ce travail.

« 3° La fermentation de l'acide carbonique dépend du travail des éléments anatomiques, travail de nutrition ou travail musculaire, la quantité d'oxygène introduite dépend de la température, de la pression et du nombre des mouvements respiratoires, ou de la fréquence du renouvellement du mélange gazeux contenu dans le poumon.

« 4° L'expérience rend extrêmement probable que le dégagement de l'énergie dans la machine animale est dû, sinon en totalité, du moins pour la plus grande partie, à des phénomènes de dissociation analogues à ceux qui se passent dans les fermentations proprement dites, attribuées à l'activité des organismes cellulaires dits *ferments figurés*.

« En présence d'éléments anatomiques (des globules sanguins en particulier), les principes immédiats du plasma sont dissociés, abandonnent l'acide carbonique et sans doute d'autres composés qui empruntent de l'oxygène à l'hémoglobine pour se constituer et cèdent leur énergie aux éléments musculaires qui la manifestent ensuite sous forme de travail en se contractant, ou bien au sang lui-même pour l'entretien de la chaleur animale. Ces dissociations ou dédoublements effectués avec le concours de l'oxygène de l'hémoglobine et qui sont évidemment impossibles sans lui, dégagent des quantités d'énergie considérablement plus fortes que celles qui pourraient résulter des simples combustions et rendent ainsi compte des phénomènes mécaniques et calorifiques de l'organisme.

« 5° Il ne paraît donc pas y avoir dans l'économie animale de véritables combustions et, en tous cas, point de combinaison entre le carbone des principes immédiats et l'oxygène respiratoire donnant de l'acide carbonique et dégageant de la chaleur qui serait la source du travail musculaire. L'énergie mécanique a sa source principalement, sinon exclusivement, dans les principes immédiats albuminoïdes, les moins combustibles de tous, mais aussi les plus complexes. Ce n'est pas à tort pour ce motif que, d'après l'observation et l'expérience, ils ont été qualifiés d'aliments de force par les auteurs qui se sont occupés scientifiquement de l'alimentation. »

L'application de cette conclusion trouve sa place au chapitre de la Prophylaxie de la fatigue.

CHAPITRE V

PATHOGÉNIE DE LA FATIGUE ET DU SURMENAGE

Ainsi, pour M. Sanson, comme pour M. Chauveau, la chaleur est indispensable au travail musculaire.. Si la chaleur employée pour l'activer atteint 45°, elle détruit le muscle, il ne se contracte plus (on a constaté que le summum de l'aptitude à se contracter se manifeste pour l'homme vers 40°)[1].

Or, l'excès de travail physiologique suffit pour amener l'organisme à cette température de 45° à laquelle le corps ne peut vivre.

Le sang surchauffé est également mortel pour les centres nerveux, l'animal dont le corps est surchargé de calorique sous l'influence d'une fatigue trop prolongée meurt dans des conditions analogues à celles de l'homme frappé d'insolation sous le soleil du tropique.

Quand l'animal est immobile, il fait peu de chaleur et n'a pas besoin de se refroidir. Aussi les respirations sont-elles peu fréquentes, la perte du poids minimum et le refroidissement dû à l'évaporation pulmonaire réduit à son moindre degré. Au contraire, quand l'animal se meut et qu'il fait des mouvements violents, il s'échauffe beaucoup, produit bien plus d'acide carbonique, consomme beaucoup plus d'oxygène, la respiration devient alors très active et par cette ventilation plus énergique, le sang ne dépasse pas son niveau normal de température, perd l'excès d'acide carbonique et gagne l'excès d'oxygène dont il a besoin pour suffire à une consommation plus forte[2].

Ainsi, toute cause qui accélère la respiration accélère aussi l'évaporation pulmonaire, que ce soit la petite taille de l'animal, un

---

1. Voir Note B, p. 86.
2. (Ch. Richet). *Société de biologie*, 1888.

exercice violent ou un copieux repas. C'est le système nerveux et plus particulièrement le bulbe qui en est en dernière analyse le grand régulateur ; il excite plus ou moins activement les mouvements de l'inspiration selon que le sang est plus ou moins riche en acide carbonique et en oxygène, selon la température même du sang et celle du milieu extérieur.

Cette régulation, qui fait qu'il se perd bien plus d'énergie pendant le travail physiologique qu'au repos, est démontrée par ce fait que chez le cheval qui fait un travail violent, le corps où se répand cette chaleur ne s'élève qu'à un ou deux degrés (Colin), à condition de ne pas pousser jusqu'au surmenage.

L'action musculaire détermine une congestion active du poumon et du cerveau, qui en reçoit une excitation évidente ; c'est ainsi que s'explique le fait des chevaux qui s'emballent souvent sans motif appréciable.

On le voit par tout ce qui précède, le problème des fermentations ou des combustions vitales s'est élargi et compliqué dans ces derniers temps.

Ce qui reste certain, c'est que les sources chimiques de la chaleur et, par conséquent, les forces d'où provient ce travail peuvent tirer leur origine soit des aliments, soit des matériaux de réserve (graisses, inosite, créatine), soit des tissus essentiels à la vie. Mais quelles sont au point de vue chimique les substances utilisées par ces pseudo-combustions?

Cette question a été fort controversée dans ces derniers temps et nous ne pouvons présenter ici que le résumé de l'état actuel de la science à ce point de vue.

Plusieurs auteurs admettent que la source chimique du travail musculaire est presque exclusivement la combustion des substances hydrocarbonées, telles que les graisses et les sucres.

Liebig ayant trouvé dix fois plus de créatine dans les muscles d'un renard *forcé* que dans ceux d'un autre renard sacrifié dans des conditions physiologiques, avait fait admettre une augmentation du chiffre de l'*urée* après l'exercice, et on en concluait que le muscle pouvait brûler sa propre substance en se contractant pendant le travail, et produire une grande quantité de déchets azotés. C'est dans cet ordre d'idées qu'il avait établi sa division en aliments respiratoires ou hydrocarbonés, source de la chaleur animale, et en aliments plastiques ou albuminoïdes destinés à réparer les tissus et surtout les muscles.

Les nouvelles notions sur le travail mécanique et sur ses rapports avec la chaleur ont montré, grâce aux travaux de Rumford, Tyndall, Joule, Mayer, Hirn (du Logelbach), Chauveau, Sanson, que *chaleur et travail mécanique* ne sont qu'une seule et même chose, ou du moins que ce sont deux forces équivalentes. Dès lors, le muscle n'est plus qu'une machine comme les autres : le travail musculaire n'est que de la chaleur transformée, il doit avoir pour source les combustions qui produisent de la chaleur et le muscle ne doit plus être considéré que comme un appareil qui brûle, non pas sa propre substance, mais qui sert de lieu de combustion aux matériaux qui produisent chaleur ou travail (Mayer 1845).

La constatation de ce fait devait tenter les expérimentateurs qui, partant de cette donnée que les résidus de la combustion des albuminoïdes sont constitués essentiellement par l'urée, éliminée par les reins, ont pensé que si le travail physiologique brûlait bien plus d'albuminoïdes, il devait y avoir alors une grande augmentation d'urée dans les urines.

Après quelques expériences peu concluantes de Lehmann et Speck, Bischoff et Vogt, deux physiologistes suisses, Fick et Wislicenius, résolurent d'opérer sur eux-mêmes en faisant l'ascension du Faulhorn, un des sommets des Alpes bernoises, dix-sept heures après leur dernier repas d'aliments azotés. Or, ils trouvèrent une diminution dans la quantité d'urée éliminée.

A cette expérience qu'il considère comme concluante, Mathias Duval, dans sa dernière édition de la *Physiologie de Küss* (6e édition 1888), ajoute des arguments tirés de la physiologie comparée.

« Les animaux herbivores, dit-il, c'est-à-dire qui se nourrissent surtout d'hydrocarbures, sont capables de développer bien plus de force que les carnivores nourris d'albuminoïdes : ainsi, l'homme n'utili e comme source de grands travaux mécaniques que des herbivores (cheval, bœuf). » [Page 139, *in fine*.]

Il importe de faire observer que les recherches de Fick et Wislicenius n'ont porté que sur la première période de la fatigue pendant laquelle l'urée est au minimum, alors qu'elle passe au maximum au moment de la crise, ainsi que cela résulte des observations de Revilliod, Peter, Sanson, Lagrange.

Quant aux considérations tirées de la physiologie comparée, elles sont loin d'avoir une valeur absolue ; il n'est pas démontré que le chien, le loup, le lion, ne peuvent pas développer, à volume égal, autant de force que les herbivores et, d'autre part, on admet assez généralement qu'il entre une certaine proportion d'aliments protéiques dans la ration du cheval ou du bœuf.

L'albumine, la caséine et la fibrine ne se rencontrent-elles pas dans le foin, la paille, les grains et même les racines dont nous composons la ration des herbivores ?

Poser la question, c'est la résoudre.

Il y a d'autres raisons pour lesquelles le muscle doit faire une partie des frais des combustions du travail ; car les transformations subies par les substances non azotées n'expliqueraient pas que le muscle diminue de volume dans les formes de la fatigue qui conduisent à l'épuisement.

Les exemples des jeûneurs et des animaux d'expérience de M. Colin sont topiques à cet égard.

De plus, Lagrange a démontré d'une façon irréfutable qu'il y a augmentation de l'acide urique éliminé après l'exercice, et que les déchets azotés de l'urine sont surtout abondants chez les individus qui n'ont pas l'habitude de travailler de leurs muscles et qui, par conséquent, n'ont pas épuisé leurs tissus de réserve.

Chez un de ses amis qui, depuis deux mois, ne faisait plus aucun exercice musculaire et qui venait de se livrer à une longue séance d'escrime, 1 litre d'urine renfermait 1gr,43 d'acide urique, tandis que chez le même sujet *entraîné*, la même quantité de liquide, après une séance bien plus longue, n'en renfermait plus que 0gr,60, chiffre normal.

Le fait nous semble donc acquis à la science et, dès lors, si le muscle produit du travail aux dépens de ses propres albuminoïdes, la présence de ptomaïnes ou de leucomaïnes dans les déchets de l'assimilation n'a plus rien d'invraisemblable, puisque leur production, d'après le professeur Arm. Gautier, « est un acte physiologique constant et nécessaire qui accompagne le dédoublement des albumminoïdes » (Suppl au *Dictionnaire de chimie* de Wurtz, article *Ptomaïnes*)[1].

Ce qu'il y a encore de certain, c'est que les composés oxygénés qui se forment pendant les combustions se partagent en deux catégories :

Dans la première se trouvent les produits des oxydations complètes, dont l'acide carbonique et l'eau sont les aboutissants[2] pour les tissus hydrocarbonés, et l'urée, le dernier terme pour les substances azotées.

Dans la deuxième catégorie, on trouve d'autres produits formés aux dépens des mêmes tissus, mais dans lesquels l'oxygène entre pour une moindre proportion et qui sont les résultats d'une oxydation moins avancée ou d'une combustion incomplète, tel l'acide urique par exemple.

Ce qui se passe dans une cheminée où l'on brûle du bois et où il se forme de la fumée et de la suie qui sont des produits de combustion incomplète, puisqu'on peut de nouveau les brûler plus complètement dans les appareils fumivores, rend bien compte de ce qui se passe dans les combustions organiques :

L'acide urique n'est qu'un des nombreux produits d'oxydation incomplète qu'on appelle *déchets de combustion*. Si on l'injecte dans le sang d'un animal vivant, il s'y peroxyde et se transforme en urée.

Les combustions ne font donc pas complètement disparaître les tissus qui les alimentent ; elles les transforment et les dénaturent comme fait la flamme d'un foyer du charbon et du bois qu'elle consume. Ce sont des produits de désassimilation, parce qu'ils ne sont plus semblables aux tissus organiques dont ils faisaient auparavant partie.

Ils sont non seulement impropres à la vie, mais ils constituent pour l'organisme un véritable danger.

Le poumon, le rein, la peau et l'intestin ont, parmi leurs fonctions, celle d'éliminer du sang ces substances nuisibles ou inutiles qui peuvent s'y trouver, soit qu'elles y aient pris naissance, soit qu'elles y aient été introduites du dehors.

1. Voir Note B, p. 86.
2. Voir Note B, p. 86.

Sans faire une étude complète de ces produits de déchets, dont le nombre augmente avec les recherches de chaque jour, il est indispensable d'insister sur les dangers auxquels ils exposent l'organisme quand ils sont accidentellement retenus dans le sang, ou que leur élimination ne se fait pas d'une manière complète.

On admet que les sources des *poisons normaux* sont l'alimentation, la sécrétion biliaire, les putréfactions intestinales et la désassimilation. Comment ces poisons normaux peuvent-ils produire les accidents ataxo-adynamiques qu'on constate dans plusieurs maladies et dans certaines formes de surmenage et qui sont analogues aux symptômes qu'un vétérinaire, Gaspard, avait dès longtemps notés chez les animaux intoxiqués par ingestion de matériaux putrides?

Pour M. le professeur Bouchard, ou bien ces poisons ont été produits en quantité excessive, ou bien, produits en quantité normale, ils n'ont pas été détruits comme ils auraient dû l'être ; ou, enfin, la partie de ces poisons qui n'avait pas été détruite n'a pas été éliminée.

La fonction dont la suspension amène les dangers les plus graves et les plus pressants est la respiration. Que le poumon cesse de fonctionner pendant quelques minutes et la mort se produit par l'asphyxie qui n'est qu'un empoisonnement du sang par l'acide carbonique.

L'air qui ressort du poumon est chargé de vapeur d'eau ; celle-ci emporte avec elle un produit mal défini, le miasme, qui se révèle par son odeur nauséabonde et ses qualités malfaisantes (odeur *sui generis* des dortoirs, des écuries à air confiné).

Or, la toxicité du miasme humain ne saurait plus être mise en doute depuis que MM. Brown-Séquard et d'Arsonval ont montré à l'Académie des sciences (8 et 15 janvier 1888) que l'haleine humaine renferme un poison des plus actifs, un alcaloïde capable de tuer en deux heures un animal auquel on l'injecte [1].

La peau élimine la sueur qui tient en dissolution des sels, des chlorures, des acides, tels que l'acide lactique et l'acide sudorique et même de l'urée, comme l'urine elle-même.

1. Voir Note C, p. 88.

Mais les produits les plus intéressants de l'excrétion cutanée nous sont encore inconnus ; nous ignorons quels sont au juste les principes toxiques qui font mourir les chevaux ou les chiens complètement tondus et dont on enduit la peau d'une couche de vernis imperméable, de goudron ou de collodion, ainsi que l'ont fait Fourcault, H. Bouley et le physiologiste russe Sokolow [1].

On admet également que l'urine est toxique (Bouchard[2]) et que la cessation de la dépuration urinaire amène aussitôt des accidents d'un empoisonnement spécial urineux, *l'urémie*, qui se termine promptement par la mort.

Les produits de désassimilation s'éliminent également par l'intestin et leur augmentation par l'exercice excite sa contraction pour produire des selles plus fréquentes. Nous savons peu de chose sur l'élimination par la voie intestinale ; cependant le rôle du foie doit être très important. Les recherches de MM. Brouardel et H. Roger ont démontré la part que cet organe prend à la formation de l'urée et établi qu'à l'état normal il détruit la moitié des substances toxiques qui le traversent. Or, la dégénérescence graisseuse ou un simple état fébrile suffisent pour que le foie manque à son rôle de destructeur des poisons. A ce dernier s'ajoutent toujours *l'oliguric* qui provient des troubles circulatoires d'origine nerveuse et la soustraction d'eau que cause à l'économie une ventilation pulmonaire trop fréquente.

Ainsi, dans le surmenage, les circonstances les plus fâcheuses s'accumulent pour déterminer la rétention de plus en plus complète des poisons dans l'économie.

L'analyse que nous venons de faire nous permettra maintenant de mieux comprendre les phénomènes de la fatigue et du surmenage.

La fatigue peut être absolue ou relative, locale ou générale, immédiate ou consécutive, et il n'y a rien de variable comme l'impressionnabilité de chaque sujet à la fatigue.

Si par la dissection l'on isole un muscle sur un animal vivant et qu'on y fasse passer un courant électrique, on remarque qu'il

1. Voir Note D, p. 88.
2. *Leçon d'ouverture du cours de pathologie générale.* (*Union médicale*, 10 avril 1886.)

entre en contraction pendant tout le temps que dure le passage du courant. Peu à peu, si l'expérience se prolonge, les contractions diminuent d'intensité pour cesser tout à fait ; on dit que le muscle est *fatigué,* cette fatigue n'est que *relative,* car un courant plus énergique peut déterminer de nouvelles contractions ; il arrive cependant un moment où le muscle a complètement perdu la propriété de se contracter ; la fatigue alors est *absolue.*

Chez l'animal maître de ses allures et même chez la bête de somme, la sensation douloureuse les prévient que le travail doit être interrompu et les incite à *laisser reposer* les muscles.

Il y a donc là une première différence notable entre la fatigue vraie, absolue, telle qu'on peut la provoquer chez l'animal d'expériences, et celle qu'on observe cliniquement chez l'animal qui a trop travaillé.

Si l'on développe la fatigue *absolue* sur les muscles d'une grenouille, on peut communiquer à des muscles sains et reposés la fatigue dont étaient atteints les premiers par l'inoculation de leur suc, ce qui vient à l'appui de la théorie des produits de déchet.

Les mouvements involontaires et inconscients de la vie organique, les battements du cœur, les mouvements respiratoires qui s'exécutent sans l'intervention du cerveau ne déterminent jamais la sensation de fatigue ; il en résulte que le siège de celle-ci doit résider dans le cerveau.

A quoi est donc due la fatigue locale? La cause en est double : la douleur ressentie dans un muscle qui a subi des contractions prolongées résulte d'une série de petites lésions, de tiraillements, de froissements des parties sensibles de la région qui a travaillé.

L'impuissance d'agir qu'on y observe un temps variable suivant les individus est due à un trouble de la nutrition, à la formation au sein du tissu musculaire des produits de désassimilation dont le contact semble paralyser l'élément contractile.

Cette impuissance provoque un effort pénible des centres nerveux quand l'animal veut la surmonter et c'est ainsi que la fatigue locale est un phénomène à la fois cérébral et musculaire. Mais nous avons vu avec M. Chauveau que l'organisme tout entier se trouve associé au travail d'un seul muscle ; le fait même de la contraction fait subir au sang une accélération qui oblige le cœur à activer ses mouvements.

Le poumon recevant plus de sang qu'à l'état normal se congestionne, les mouvements respiratoires augmentent de fréquence.

C'est alors qu'intervient une nouvelle cause de malaise, la saturation du sang par l'acide carbonique qui résulte des combustions du travail. Une souffrance générale de l'organisme est le résultat de cette intoxication passagère, contre laquelle le poumon s'efforce de lutter pour chasser au dehors le gaz nuisible, le sang surchauffé impressionne péniblement les centres nerveux et ainsi se trouve constituée de toutes pièces la fatigue générale.

On peut donc dire que la fatigue primitive ou immédiate est un régulateur du travail et qu'elle met l'organisme en garde contre un danger véritable.

La plupart de nos observations ont présenté un symptôme commun : *l'essoufflement,* il a été constant et s'est montré plusieurs fois (obs. I, II, III et VI) indépendamment de la fatigue ; il y a donc une nuance à établir entre la fatigue proprement dite et l'essoufflement. En étudiant les conditions dans lesquelles celle-ci se produit pendant le travail, on est frappé tout d'abord de ce fait, que certains exercices, certains mouvements semblent avoir le privilège d'influencer plus promptement que d'autres les fonctions respiratoires (galop, saut d'obstacles).

La caractéristique de l'essoufflement est une grande dépense de force dans un temps très court, telle : une course quand on ne veut pas manquer le train... ; un escalier monté rapidement ; une pente que l'on fait gravir au cheval à des allures vives... Il sera aussi très fréquent pendant l'effort chez le cheval de gros trait et dans les courses de vitesse.

Il ne faut donc pas se baser, pour préjuger de la fréquence de sa production, sur la vitesse de l'exercice ou de l'allure, mais plutôt sur le mode de locomotion et sur la manière dont le corps se déplace.

Le cheval au trot peut arriver jusqu'à la fatigue sans s'essouffler ; au galop, il s'essouffle en peu de temps avant d'avoir ses muscles fatigués. C'est ce qui fait dire par les entraîneurs que le cheval trotte avec ses jambes et galope avec ses poumons.

C'est que dans le galop, allure « plus haute » (Marey), le cheval élève son corps à une plus grande hauteur du sol que le cheval qui trotte, et fait par conséquent une plus grande quantité de travail mécanique.

Il supporte un travail d'autant plus grand que son poids est plus lourd, tandis qu'au trot *raccourci,* il repose toujours sur un bipède diagonal (de là, la nécessité du trot réglementaire pour les routes et les longues distances). C'est à cause de cette différence dans cette quantité de force dépensée que le trot, à vitesse égale, essouffle beaucoup moins l'animal que le galop.

« Dans tout exercice musculaire, l'intensité de l'essoufflement est en raison directe de la quantité de force dépensée en un temps donné. » Tandis que la fatigue musculaire est un effet local, l'essoufflement est la résultante de la totalité du travail exécuté par l'ensemble des muscles qui concourent à un exercice ; il est à proprement parler « la forme générale de la fatigue ».

Tant qu'il n'a pas été produit, on peut dire que l'exercice a été modéré ou pris « à dose fractionnée et non massive ».

Son caractère fondamental est l'exagération du besoin de respirer qui, plus que tout autre, est lié d'une façon intime à la sauvegarde de l'organisme (dyspnée)[1].

Quand on injecte de l'acide carbonique dans les veines d'un chien, sa respiration s'accélère, devient oppressée, anxieuse ; si on insiste, il finit par succomber avec tous les phénomènes de l'asphyxie et cependant rien dans cette expérience ne peut empêcher l'oxygène de l'air d'arriver à ses poumons en quantité normale : ainsi, le besoin de respirer se produit avec une intensité proportionnelle à la quantité d'acide carbonique accumulée dans le sang.

Les travaux de Lassaigne, Sanson, ont prouvé que chez les grands animaux tels que le cheval et le bœuf, la quantité d'acide carbonique rendue par la respiration est doublée et triplée quand on les soumet à un violent travail... Si l'exercice ne fait que doubler la production d'acide carbonique, l'essoufflement n'a pas lieu, car l'élimination peut être triplée : la respiration est activée mais

1. Voir Note E, p. 88.

non insuffisante ; si, au contraire, on suppose le maximum, l'intoxication est imminente.

Il existe, pour chaque individu, un coefficient d'essoufflement qui varie avec l'aptitude respiratoire et qui dépend de sa vigueur, de l'ampleur de ses poumons, de l'intégrité de son cœur, de son aptitude à se servir de ses organes respiratoires et de son degré d'entraînement.

Il en résulte aussi qu'il faut ménager sa monture au départ et adopter dans le travail de vitesse une allure ou plutôt un train dont il ne faut pas sortir sous peine de l'essouffler. C'est dans cet ordre d'idées qu'on a cherché les chiffres moyens de la réglementation des allures, cette chose capitale dans la conduite d'une colonne de cavalerie comme de toute troupe à cheval.

Il y a, dans les courses, des animaux qui « font le jeu » : ils s'élancent à fond de train dès le départ, cherchant à entraîner les favoris adverses dans un galop trop rapide.

Le but de cette manœuvre est de faire sortir de leurs allures les concurrents pendant que le camarade d'écurie se ménage... Or, un cheval qui sort de ses allures est, au point de vue physiologique, un animal qui produit plus d'acide carbonique qu'il n'en peut éliminer.

De là, intoxication prompte qui paralyse son action.

C'est l'art du jockey de ne l'y exposer que le plus tard possible, tout près du poteau d'arrivée.

Sous l'influence d'une émotion morale, telle que la peur, l'essoufflement arrive plus rapidement que dans les conditions normales.

Le lièvre poursuivi s'essouffle très vite : c'est pourquoi le chien, qui a moins de train, parvient à le saisir à la course. Chez le premier le désordre des mouvements respiratoires détruit la régularité des échanges gazeux qui ont lieu dans le poumon entre le sang veineux et l'air atmosphérique et entrave ainsi profondément la fonction de l'hématose. Il est à noter que dans ces cas d'essoufflement qui peuvent entraîner la mort, la dyspnée se dissipe assez promptement après l'exercice, tandis que les troubles circulatoires persistent pendant un temps relativement long.

Au dernier degré de l'essoufflement, la respiration est très accélérée, mais entrecoupée et interrompue par des temps d'arrêt ; le cœur, dont le tissu est influencé par les mêmes agents que les autres muscles, finit par ralentir son action et peut même être paralysé, si le sang qui baigne ses cavités est altéré dans sa composition chimique au point de renfermer une quantité excessive d'acide carbonique.

L'inertie du myocarde vient s'ajouter aux autres causes de ralentissement de l'ondée sanguine et le cheval qui succombe entre les jambes du cavalier, meurt par un véritable forçage du cœur.

On peut noter dans l'essoufflement des degrés ou périodes analogues à celles du surmenage lui-même.

Dans une première phase, les mouvements respiratoires sont bien augmentés de nombre, amplifiés d'étendue... Mais il y a équilibre entre les besoins de l'organisme qui demande une élimination plus active d'acide carbonique et le fonctionnement du poumon qui est assez intense pour les satisfaire.

Dans la seconde, on constate les effets d'une respiration insuffisante qui se traduisent par l'appel de l'air, le battement précipité des naseaux, que tout le monde a pu remarquer chez le cheval qui rentre au pesage (il offre, en effet, un type bien marqué de l'essoufflement) ; c'est dans cette deuxième phase que s'observe la modification très caractéristique du rythme respiratoire noté par nous dans le cas du cheval *Maroufle*.

La respiration perd son rythme habituel, ses deux temps deviennent inégaux : le premier temps, l'inspiration, augmente et le second diminue dans le rapport de 3 à 1 ; l'inspiration devient trois fois plus longue que l'expiration : modification qui est l'indice d'une stase sanguine dans les capillaires du poumon.

Dès lors, l'intoxication de l'organisme est imminente, car le poumon congestionné élimine une quantité d'acide carbonique inférieure à celle qui se forme par le travail des muscles.

De là des symptômes de vertige, de véritables syncopes avec chute des animaux, une respiration saccadée, entrecoupée de hoquet, ou la chorée du diaphragme.

La plupart des animaux qui sont soumis au surmenage de vitesse succombent à l'essoufflement.

Rien de plus commun que de voir un cheval tomber mort entre les jambes d'un cavalier qu'il porte.

Quand la respiration lui manque et qu'il demande à reprendre haleine, on lui répond par la cravache et l'éperon et il continue à galoper. Lagrange cite même le cas d'un pigeon qui, après avoir parcouru trop vite les six cents kilomètres qui séparent Bayonne de Limoges (en sept heures), mourut en se posant sur son colombier. Par contre, on peut mourir de fatigue sans être essoufflé : un médecin militaire cite le fait de deux coureurs algériens (rekkas) qui moururent après deux jours de course de deux cents kilomètres, en arrivant à Alger.

Un autre exemple nous est fourni par les chasses où l'on peut observer les deux genres de mort.

Dans les chasses à courre, l'animal qu'on fait courir sans aucun temps d'arrêt meurt d'essoufflement, c'est ce qui arrive pour les jeunes bêtes qui « débuchent » et se fient à leur vitesse pour dépasser les chiens.

L'essoufflement les surprend et les livre au chasseur avant qu'elles aient gagné le bois où elles comptaient trouver un nouvel abri.

Mais le plus souvent les bêtes qu'on a lancées s'arrêtent de temps en temps pour *ruser*, comme le chevreuil ou le lièvre, ou bien pour *faire tête* aux chiens, comme le sanglier.

Ces temps d'arrêt leur suffisent pour régulariser la respiration et éliminer l'excès d'acide carbonique, mais bien souvent, le soir, elles sont *forcées* et finissent par mourir de fatigue. Elles présentent alors un état de décomposition profonde de tous leurs tissus.

Avant d'analyser le syndrome surmenage, il nous faut encore mentionner une forme particulière de la fatigue, banale dans l'espèce humaine, plus rare et assez difficile à analyser sinon à observer chez le cheval.

DE LA COURBATURE.

J'ai nommé la *courbature*.

Le signe objectif de la douleur ne peut se traduire chez nos malades que par des boiteries quand la fatigue musculaire est purement locale; mais si l'exercice effectué est plus violent que ne le comportent les forces et l'entraînement du sujet, il se produit parfois un retentissement organique, la fièvre s'éveille, l'animal ne mange pas, est accablé, a de la céphalalgie, etc., et présente en un mot un ensemble symptomatique qui fait craindre un *état typhoïde*.

Dans le premier cas, c'est de la courbature simple, sans fièvre, qu'on désigne habituellement sous le nom de fatigue et inappétence ou sous celui de boiteries du jeune âge, quand on ne trouve nulle trace de travail du périoste le long des membres.

Dans le second, c'est de la courbature fébrile dont l'existence n'a pas encore été formellement démontrée en tant que processus pathologique distinct, précisément parce qu'elle se confond volontiers avec les maladies d'acclimatement ou les états typhoïdes.

N'ayant que des preuves discutables à apporter à l'appui de cette thèse, nous nous contenterons d'appeler l'attention sur les observations V et IX que nous considérons comme des types de courbature fébrile, bien que dans l'un des cas la fourbure soit venue compliquer et terminer la scène.

N'est-il pas rationnel, d'ailleurs, d'admettre qu'un cheval, au sortir de l'hiver, alors qu'il n'a dépensé aucun de ses tissus de réserve, soit beaucoup plus sujet aux *conséquences de la fatigue* que six mois plus tard, au moment de partir pour les manœuvres, et cela pour des raisons sur lesquelles il est inutile d'insister.

Et, dès lors, nous sommes autorisé à admettre, par analogie avec ce qui se passe chez l'homme, l'augmentation certaine des produits de combustion incomplète qui forment les *sédiments uratiques* (Neubauer) dans tous les cas où le travail musculaire doit être suivi des troubles généraux fébriles ou non fébriles de la courbature. L'urine des chevaux *Tintement* et *Tocsin* a déposé pendant plusieurs jours des sédiments blancs jaunâtres où nous n'avons vu que de l'épithélium et peut-être de la cystine, mais où un chimiste aurait trouvé certainement de l'urée ou d'autres produits de déchets ?

Le malaise respiratoire qu'on appelle essoufflement est dû à la saturation du sang par un produit de désassimilation qui s'élimine par le poumon.

Le malaise général qu'on appelle *fatigue consécutive* ou *courbature de fatigue* doit être attribué à la présence dans l'économie de certains produits de désassimilation qui s'éliminent par le rein.

On connaît très bien le produit auquel doit être attribué l'essoufflement : c'est l'acide carbonique, mais il est beaucoup plus difficile, dans l'état actuel de la science, de préciser celui ou ceux qui sont la véritable cause de la courbature.

Cependant on peut affirmer que ces produits se trouvent au nombre des substances qui composent les sédiments uratiques, et parmi elles l'acide urique et les urates, qui doivent avoir un rôle prépondérant dans les phénomènes de la fatigue générale consécutive au travail.

Nous avons passé en revue les principaux faits physiologiques qui accompagnent l'acte musculaire depuis son point de départ qui est la contraction, jusqu'à son aboutissant qui est la fatigue avec toutes ses conséquences pathologiques.

Or, le surmenage, avons-nous dit, n'est que la fatigue poussée à l'extrême. Il n'y a entre les deux qu'une question de degré dans la quantité des substances qui empoisonnent l'organisme et qui, toutes, sont les déchets de combustion produits par le travail.

Le cheval qu'on jette dans un galop très rapide et qu'on force à maintenir cette allure jusqu'à ce qu'il tombe, meurt surmené.

L'acide carbonique est de tous les produits de combustion celui qui se forme avec le plus de rapidité et en plus grande abondance pendant le travail et l'on sait que l'animal sorti de ses allures fait plus d'acide carbonique qu'il n'en peut éliminer par les poumons. En très peu de temps il s'en accumule dans le sang une dose assez forte pour produire un commencement d'intoxication.

Si on lui permettait de s'arrêter, ne fût-ce qu'une minute, il pourrait, dans ce court temps de repos, rejeter au dehors le surcroît de gaz qui le gêne et reprendre sa course sans aucun danger. Mais si on ne le laisse pas « souffler » un instant, il garde en lui-même ce surcroît d'acide carbonique dont la dose s'accroît de plus en plus à chaque respiration ; les centres nerveux sont baignés par un sang impropre à la vie, le muscle cardiaque est imprégné d'une substance qui le paralyse, la mort arrive par *essoufflement* rapide, c'est du surmenage *suraigu* ou, en d'autres termes, une asphyxie par auto-intoxication.

C'est le type le plus fréquent dans les chasses trop dures, les manœuvres trop rapides, les rallye ou les courses menées trop grand train.

Ainsi moururent le pigeon cité par Lagrange, le king-charles de M. Bergeron, les chevaux des manœuvres de Vézelise et du camp de Châlons, et tant d'autres dont les annales du sport n'ont pas conservé la mémoire.

Il existe un autre type fourni par les animaux qu'on chasse à courre. C'est le *surmenage* aigu. Ici l'animal ne doit pas être tué, mais pris, c'est-à-dire *poussé* à outrance jusqu'à ce que l'épuisement complet de ses forces ne lui permette plus d'échapper aux chiens.

Il succombe à la fatigue et non à l'essoufflement, comme dans la forme précédente.

La bête a beau ruser, entrecouper sa course de fréquents temps d'arrêt, elle se fatigue et, quand vient le soir, elle n'a plus que des mouvements raides et difficiles. C'est que les déchets de désassimilation accumulés pendant ces courses ont encombré son sang et ses organes du mouvement « comme les cendres ou la suie embarrassent un foyer et engorgent les tuyaux d'une cheminée ». (Lagrange.)

Les sucs musculaires se sont coagulés sous l'influence de l'acide sarcolactique et ont déterminé la raideur musculaire ; l'*hyperthermie* a décomposé les muscles et infecté l'organisme : la bête est sur ses fins.

Ce genre de mort est le plus fréquent chez le lièvre qui échappe au chasseur et qui, s'il peut fournir une heure et demie à deux heures de course, passe par une série d'*attitudes* caractéristiques auxquelles on a donné des noms qui font image.

Quand il part, le lièvre se lance, dit-on, *ventre à terre*, expression très exacte, car à ce moment les jambes sont bien étendues et il marque de *tout le pied* dans les terres molles qui gardent l'empreinte de ses pas.

Au bout d'une heure de chasse, l'animal commence à paraître *plus haut et moins long*, car il marche sur ses pointes et l'extrémité seule de ses griffes laisse des empreintes. Plus tard, il *fait la hotte*, c'est-à-dire que les jambes acquièrent une rigidité plus considérable encore, les articulations se refusent aux mouvements de flexion et l'animal ayant les pattes de derrière beaucoup plus grandes que celles de devant, se trouve dans la situation du chat qui fait le gros dos.

Autre particularité très curieuse : de roux qu'il est naturellement, le lièvre finit par paraître noir sous l'influence de la sueur qui imbibe ses poils et d'une suffusion sanguine qui, semblable à une vaste ecchymose, donne à l'épiderme une teinte très foncée qui fait dire au paysan que c'est un « charbonnier ».

Si on le tire à ce moment, on remarque qu'aussitôt tombé il devient absolument *raide*, que ses jambes s'allongent dans l'extension complète et que, cinq minutes après la mort, il est impossible de le ployer.

Si le lièvre tué dans ces conditions est conservé pour la table et *non vidé*, il se faisande avec la plus grande rapidité; s'il est vidé, la putréfaction arrive moins vite, mais cependant elle se montre dans un délai remarquablement plus rapproché que sur un animal non fatigué, tué ou lancé.

Nous reviendrons un peu plus loin sur ces faits caractéristiques, nous contentant de faire remarquer que la rigidité et la putréfaction rapides peuvent s'emparer du cadavre aussi bien dans le surmenage suraigu que dans la forme aiguë. Cette dernière constitue le genre de mort des coureurs de profession qui existent encore en Algérie, des soldats qui succombent à l'épuisement au cours d'une retraite, des chevaux de selle ou de trait léger qu'on n'a pas soignés à la rentrée d'une course trop longue ou trop fatigante.

Ce que nous avons dit de la courbature s'applique de tous points à la genèse de cette forme de surmenage. Rappelons seulement que H. Gauthier a démontré qu'il se forme à la suite du travail musculaire des alcaloïdes toxiques aussi virulents que ceux que l'on a signalés dans les viandes putréfiées, les ptomaïnes. Selmi, de Bologne, les avait d'abord signalés; Gauthier les a isolés et nommés sous le terme général de leucomaïnes; il admet que, « sous l'influence d'une cause locale, d'une impression, d'un virus, du moindre arrêt des fonctions générales, l'organisme se charge de doses croissantes d'un poison qui devient à son tour la cause de troubles nouveaux, lorsque ces effets se généralisent par les centres nerveux ».

Le *surmenage lent ou chronique* résulte des travaux trop soutenus, des fatigues fréquemment répétées sans repos suffisant.

Il aboutit à des maladies de longue durée, il peut préparer le terrain aux affections organiques du cœur, à certaines formes de pneumonies à caractère adynamique (pneumonies d'écurie), à la morve, au farcin, aux maladies pseudo-typhoïdes.

Ce qui semble dominer dans cette forme de surmenage, ce sont les troubles de la nutrition, dont le mouvement s'alimente aux dépens des tissus les plus essentiels de la vie.

Une fois les tissus de réserve épuisés, le corps, sous l'influence de la fatigue chronique, se dépouille des éléments organiques indispensables à l'équilibre de la santé.

Il n'y a plus ici d'intoxication, mais bien de l'autophagie et de l'épuisement.

Nous voici arrivé au terme de la théorie de la fatigue et du surmenage, mais loin de nous la prétention d'en avoir expliqué tous les faits. Il en est, au contraire, toute une série où les phénomènes rangés sous le nom de fatigue dynamique sont dus à une simple déperdition de l'énergie vitale et qu'on attribue à une dépense exagérée de cette force encore mal définie qu'on appelle l'influx nerveux.

En résumé, les effets de la fatigue sont locaux ou généraux, primitifs ou consécutifs.

Si l'on cherche avec Lagrange à saisir l'enchaînement des lois physiologiques suivant lesquelles ces effets évoluent, on trouvera en première ligne : les lésions matérielles des organes du mouvement, puis les auto-intoxications produites par les déchets du travail ; la résorption exagérée des tissus vivants et enfin l'épuisement nerveux ou dynamique des éléments moteurs. (Chauveau, Lagrange.)

CHAPITRE VI

ANATOMIE PATHOLOGIQUE ET MÉDECINE LÉGALE

Les autopsies de chevaux morts de surmenage étant fort peu nombreuses et très incomplètes, ce chapitre sera forcément très court.

Le cadavre des animaux est envahi par la rigidité aussitôt après la mort ; il se tympanise avec rapidité, notamment chez les herbivores où les phénomènes de fermentation s'établissent promptement dans le tube digestif.

La viande, malgré son aspect sain, malgré le soin qu'on apporte à la préparer, se corrompt promptement. La putréfaction commence dès le lendemain ; les bouchers le savent bien, car ils s'empressent de la débiter. Ils reconnaissent que la chair se corrompra rapidement quand, après la section de la tête, il ne s'écoule pas de sang du canal vertébral (Cruzel).

D'après le rapport de l'inspecteur de boucherie sur le veau qui avait fait l'objet de la discussion à l'Académie de médecine, la viande, au moment de la saisie, « était flasque, excessivement molle. Tout l'intérieur en est livide, cadavéreux, les plèvres et le péritoine enflammés à la section, la viande est comme cuite, d'une couleur terreuse... »

Dans l'autopsie faite à l'école de Toulouse par Lafosse, sur un bœuf qui avait marché durant six myriamètres la nuit qui précéda son abatage, on note de la stase sanguine et l'injection du tissu cellulaire sous-cutané, des ecchymoses assez larges, formant des plaques pointillées en diverses parties du tissu cellulaire, principalement sous l'épaule et le bras, entre le grand dentelé et le sous-scapulaire, et une large tumeur gangréneuse dans l'hypocondre droit. Les œdèmes et les engorgements du tronc sont fréquents, ce qui explique la confusion qu'on faisait entre le surmenage et le charbon.

L'abdomen exhale une odeur fétide ; mais il importe de faire remarquer que ce caractère est commun à toutes les nécropsies où la putréfaction est rapide, c'est-à-dire à tous les animaux qui succombent brusquement aux grands traumatismes et où la putréfaction succède très rapidement à la rigidité cadavérique. Il doit être fort rare, d'ailleurs, que dans des cas analogues, c'est-à-dire quand l'autopsie est faite tardivement, on ne trouve pas à côté des lésions propres au surmenage, celles de la septicémie et de la décomposition putride. Il importe de ne pas les confondre.

On trouve parfois sur la muqueuse du feuillet et de la caillette des ruminants des pétéchies et des ecchymoses rouge vineux; tout l'intestin peut présenter cette coloration particulière.

Le foie est déco. [illegible] friable, il semble être cuit, ou il est engoué de sang noir, liquide et hypertrophié; la rate est ramollie, remplie de sang noir, épais, non coagulé; les reins sont injectés; le pancréas forme une bouillie jaune rougeâtre, le péritoine est rouge livide, soulevé çà et là par des bulles gazeuses; il peut y avoir des pétéchies ou des ecchymoses violacées sur les mésentères et l'épiploon.

Dans d'autres autopsies, au contraire, telles que celles d'Alençon, celle d'Aulnay due à M. Sanson, on ne signale aucune lésion de la cavité abdominale et il importe de tenir compte de ces particularités, car le mécanisme de la mort étant différent, les lésions ne sauraient être les mêmes dans tous les cas. Dans le surmenage, le cheval peut, en effet, mourir par arrêt du cœur, par les intoxications variées du sang, des poumons, de l'intestin, ou même par simple épuisement nerveux : on ne pourra donc pas rejeter la possibilité de ce genre de mort pour la seule raison qu'on n'aura pas trouvé les poumons gorgés de sang ou que la cavité abdominale ne présentera pas les caractères décrits ci-dessus. Le problème est plus compliqué.

Les poumons sont quelquefois gorgés de sang noir, mais ce n'est pas la règle, d'après le docteur Carrieu : il dit, en effet, qu'à l'ouverture des animaux on note que le sang noir et fluide remplit les vaisseaux artériels et veineux, et surtout le cœur droit, mais que les poumons ne sont pas plus congestionnés que les autres organes; il doit suffire, en effet, que la ventilation pulmonaire précédant la mort ait eu le temps de les débarrasser de l'acide carbonique.

Le cœur et les gros vaisseaux sont remplis de caillots mous diffluents qui teignent d'un rouge bleuâtre la face interne de ces canaux. Les plèvres sont colorées en rouge vineux, le tissu du cœur semble cuit ; enfin cette même coloration se fait voir dans les sinus frontaux, sur les méninges et les plexus choroïdes.

Les capillaires sont distendus et comme si on y avait injecté des substances vasodilatatrices (pilocarpine, chloral, etc.).

Dans l'autopsie des deux juments d'Alençon, c'est la congestion, « l'apoplexie musculaire » qui domine la scène : à peine si l'on note « un peu de ballonnement », mais les muscles malades ont acquis un volume énorme, ils sont devenus friables et laissent écouler à la section une grande quantité de sérosité. Ici, au contraire, il y a « pâleur extrême de l'estomac et de l'intestin ; seuls, les reins sont un peu congestionnés et renferment dans leur bassinet une petite quantité d'urine légèrement colorée en rouge ».

En somme, rien que des altérations musculaires.

Remarquons qu'il n'est pas question du sang, dont l'état méritait cependant d'être signalé.

Dans l'autopsie due à M. Sanson, les lésions thoraciques s'imposent seules à l'attention, les poumons sont normaux mais gorgés de sang, il y a de légères sugillations dans les plèvres. Le péricarde est fortement congestionné, sans épaississement, sa cavité contient deux décilitres d'un liquide jaune rougeâtre.

Le cœur a un volume d'un tiers supérieur à la normale, sa teinte est plus foncée et comme marbrée, les oreillettes sont flasques, minces et non congestionnées. Le ventricule gauche, considérablement épaissi, offre peu de résistance à l'instrument à cause de son ramollissement ; même à l'œil nu il est facile de constater que le *tissu cellulaire qui unit les fibres charnues est infiltré* de sérosité, ce qui donne à la coupe une teinte jaunâtre.

Cette infiltration est plus marquée dans le tissu de la cloison médiane... (myocardite).

Le ventricule droit est moins enflammé que le gauche.

Le premier contient un caillot jaune citrin prolongé dans les vaisseaux et presque pas de caillot noir. L'endocarde reflète une teinte rouge brun uniforme. La cavité du ventricule est rétrécie par l'augmentation de ses colonnes charnues, sa *séreuse dépolie* n'a plus l'aspect nacré ordinaire.

Si l'on ajoute à ces lésions ce commémoratif, que la jument, objet de cette observation, est tombée malade après avoir fait rapidement quarante-cinq kilomètres avec une voiture chargée trop en arrière et avoir éprouvé en route plusieurs refroidissements, on ne sera pas étonné que nous considérions le fait comme un cas remarquable de « forçage du cœur ».

Au point de vue de l'hygiène publique, il importe de bien connaître les caractères de la viande des animaux surmenés, car elle détermine de graves indispositions, qui simulent l'empoisonnement. Ces viandes sont toujours rouges, flasques, saignantes et humides, même quand elles sont fraîches ; les ganglions lymphatiques présentent par places des infiltrations gélatiniformes parsemées de stries rougeâtres. Les tissus très vasculaires, tels que la rate, peuvent offrir des lésions apoplectiformes analogues à celles que l'on observe dans le charbon ; mais le diagnostic différentiel est facile à établir à l'aide du microscope.

La rate charbonneuse qui n'est pas encore envahie par la septicémie montrera de nombreux bacilles, tandis que celle des animaux surmenés n'en contiendra pas. La rigidité cadavérique rapide des animaux forcés à la course ou surmenés, et l'altération brusque de leurs chairs, est de notoriété commune. Dès le lendemain, elles sont rouge sombre ou pâles, gluantes, molles et exhalent une odeur caractéristique que Paul Bert comparait à celle de la trimétylamine ou à l'odeur de blanchisseuse.

Au bout de deux ou trois jours, la flaccidité, la friabilité, la décoloration augmentent.

Le suif qui enveloppe les reins s'humecte et verdit, toutes les parties du cadavre exhalent à ce moment une odeur aigrelette repoussante, analogue à celle qui s'échappe d'un amas de linge sale. (Baillet, Villain.)

« L'examen microscopique, dit M. Arloing, révélera, dans le sang des vaisseaux et des réseaux capillaires, l'existence des microbes de la putréfaction. Ceux-ci se présentent sous la forme de micro-organismes mobiles, grêles, allongés, d'un diamètre uniforme, à protoplasma homogène, simples ou segmentés, et de bactériens plus courts et ordinairement plus épais, à extrémités arrondies, portant près de l'une d'elles une seule spore brillante, ovoïde, à bords nets, et, enfin, à granulations mouvantes. »

Le microscope permettra encore d'observer des traces de myosite, avec dégénérescence graisseuse (Adam) ou dégénérescence cireuse (Roth) des éléments du tissu musculaire.

La rigidité cadavérique qui s'empare du système musculaire à la dernière période du surmenage, peut être attribuée aux phénomènes d'inhibition, tels que les admet l'école de M. Brown-Séquard, mais Herzen l'attribue à une contraction propre au muscle, due à l'irritation chimique résultant de son encombrement par les déchets de contraction trop répétés; plus tard, seulement, pourra se produire la coagulation de la myosine.

De même, nous croyons que la cause première de la putréfaction rapide doit être cherchée surtout dans les modifications chimiques ou micro-biologiques, et c'est à M. Pasteur qu'il faut recourir pour avoir l'explication scientifique des phénomènes de la putréfaction. On sait que la destruction des matières animales est l'œuvre d'infiniment petits, qu'on a distingués en micro-organismes, aérobies et anaérobies. Ce sont ces derniers les véritables agents de la putréfaction; les autres préparent leur intervention en faisant disparaître l'oxygène libre.

Ils commencent donc leur rôle d'autant plus tôt, qu'ils rencontreront moins d'oxygène libre dans le cadavre des animaux.

Or, il est bien évident que ce gaz subsiste en moins grande quantité dans les tissus d'un sujet sacrifié à la suite d'un violent exercice que dans ceux d'un animal sacrifié dans des conditions physiologiques.

Cependant l'on sait, d'autre part, que la plupart des microbes aérobies de la putréfaction sont contenus dans le tube digestif, et surtout dans sa portion terminale, et l'on se demande pourquoi l'ablation des intestins n'empêche pas la putréfaction de se produire avec tant de promptitude sur le cadavre surmené.

Et l'on suppose que le surmenage enlève une telle quantité d'oxygène aux parois intestinales, que les microbes qui les touchent peuvent entrer en activité du *vivant* même du sujet.

Quant à leur propagation dans les tuniques intestinales et les autres tissus, elle est favorisée par le ramollissement et l'état du système circulatoire. Certains auteurs ont encore attribué l'arrivée de la décomposition musculaire à la présence de phosphate de chaux, dont l'influence sert à expliquer l'altération rapide de la chair du poisson.

M. Husson, pharmacien à Toul, pense qu'elle est due à l'acide lactique, qui, en présence des matières organiques et des sels calcaires que renferment les viandes fatiguées, amène la fermentation butyrique.

Le faisandage n'est probablement que le résultat des *substances nouvelles* qui se forment à l'intérieur des chairs par la réaction des liquides et des solides les uns sur les autres. Quelques-unes de ces substances sont, sans doute, des dérivés de ces ptomaïnes décrites par Armand Gauthier, Selmi de Bologne et Corona.

Leurs réactions chimiques générales se rapprochent de celles des alcaloïdes végétaux ; elles se forment avant et pendant la putréfaction, d'après Mariggia, Schweninger et Hemner, et jusqu'à ce que la décomposition soit très avancée.

Des considérations dans lesquelles nous venons d'entrer découlent des indications applicables à la médecine légale et à l'hygiène publique.

La fatigue imposée à des animaux qu'on doit consommer sur place peu de temps après leur mort, offre peu d'inconvénients ; au contraire, elle ajoute à leur chair une saveur particulière recherchée par les gourmets. Certains bouchers exploitent cette notion et torturent leurs animaux avant de les abattre, estimant que les efforts et la souffrance équivalent à une sorte de marinade. Lagrange cite le fait du charcutier le plus renommé de Limoges, qui crevait les yeux à ses porcs et les saignait à petits coups.

Mais, quand il s'agit de conserver ces viandes quelques jours ou de les transporter vers un grand centre, les inconvénients augmentent avec les distances. Telle viande expédiée, semble-t-il, en parfait état, arrive molle, friable, décolorée, humide, dans un état voisin de la putréfaction. C'est ce qui est arrivé pour le veau expédié à Paris, le 27 avril 1878, et dont la saisie a eu lieu dans un délai de cinquante heures, écoulé entre le moment de la mort et celui de la saisie. Le rapport de l'inspecteur, résumé plus haut, concluait à l'insalubrité et à une *maladie antérieure* de l'animal, conclusions réfutées dans le rapport médico-légal de M. Bouley, qui se termine ainsi :

« En résumé, je crois pouvoir formuler avec certitude les propositions suivantes :

« Le veau n'est pas mort de maladie ; il a perdu haleine à la suite de la course effrénée à laquelle il s'est livré, et il est tombé épuisé de *force et de souffle*.

« Cette manifestation était celle d'un excès de santé ; si le veau eût été malade, surtout par une inflammation pleurale et péritonéale, il n'aurait pu s'y livrer ; donc, l'affirmation de l'existence de ces maladies n'est pas fondée ; cette affirmation résulte d'une erreur d'appréciation sur la signification des caractères constatés à l'autopsie.

« La viande de ce veau avait subi une altération manifeste au moment de la saisie, altération qui s'explique et par la course *forcée* à laquelle l'animal s'est livré immédiatement avant sa mort, et par le délai de quatre heures écoulé entre la mort et le moment où les intestins ont été détachés du cadavre, et, enfin, par l'élévation de la température et de l'humidité de l'atmosphère. »

Conclusion terminale :

« La viande expédiée était dans de bonnes conditions au moment de l'expédition, puisque l'animal était complètement sain au moment où il a été abattu. »

Des cas analogues au précédent se sont présentés plusieurs fois à Paris ; ils ont donné lieu à des poursuites, et cependant la bonne foi des vendeurs peut avoir été surprise ; il en résulte donc, pour l'expert appelé à donner son avis, l'obligation de ne pas constater seulement l'état de la viande, mais de s'enquérir des circonstances qui ont précédé ou entouré l'abatage de l'animal.

Une autre application qui nous touche de près concerne les *approvisionnements des armées en campagne*. Les troupeaux qui constituent les parcs volants destinés à suivre les marches et contremarches, ressentent le contre-coup des fatigues, et fournissent très souvent des viandes surmenées, dont les effets nuisibles s'ajoutent aux autres causes de dépression physique et morale ; elles peuvent donc devenir un véritable facteur des maladies des armées.

De là l'indication de pourvoir, le plus possible, les armées en campagne, d'abord avec les ressources locales, plutôt qu'avec des troupeaux ambulants, et, si ces derniers ne peuvent être supprimés, de veiller du moins à ce qu'ils ne soient ni surmenés ni maltraités inutilement.

Dans les places fortes, il y aura lieu de recourir aux chambres frigorifiques les plus simples, et peut-être même arriverait-on à utiliser, pour la conservation des viandes, la réfrigération par l'eau des rivières qui traversent ou bordent la plupart d'entre elles.

CHAPITRE VII

DIAGNOSTIC DIFFÉRENTIEL

Dans le chapitre précédent, nous avons posé les bases du diagnostic *post mortem*, qui peut avoir une grande importance en hygiène publique, en médecine légale et en maintes circonstances où la justice n'a pas à intervenir.

Les lésions qui se présentent sont, en somme, celles d'une maladie infectieuse plus ou moins intense, compliquées ou non de septicémie et de putréfaction cadavérique ; on trouve toujours l'altération des viandes, le sang noir, non coagulé, des ecchymoses sous-cutanées, sous-pleurales, sous-péritonéales, des œdèmes, de la congestion des tissus vasculaires ou leur dégénérescence ; mais ces deux derniers signes peuvent manquer.

Les lésions du cœur doivent, au contraire, être fréquentes, mais n'ont pas encore été complètement décrites jusqu'à présent.

Ces données sont fort incomplètes, et l'on conçoit très bien que l'hésitation soit permise, quand les commémoratifs sur le travail ou la fatigue antérieurs à la mort manquent ou sont dénaturés.

Dans ce cas, l'affirmative n'est possible, dans l'état actuel de la science, que si l'on a constaté la rigidité cadavérique précoce et la putréfaction rapide du cadavre, ou que les lésions sont telles qu'elles entraînent la conviction de l'expert.

On comprend fort bien aussi que les vétérinaires qui ont écrit dans la première moitié du siècle aient confondu les lésions du charbon avec celles du surmenage, car ils considéraient la fatigue comme une des causes les plus efficientes de la production des affections charbonneuses. De plus, les œdèmes du tronc, les altérations du sang et de la rate, quelques inoculations où l'on transmettait la septicémie, tout militait en faveur de cette confusion. Semblable erreur n'est plus possible depuis les travaux des Davaine, Pasteur, Toussaint, etc., et depuis la publication du remarquable livre de MM. Arloing, Cornevin et Thomas.

Chez les bovidés, cette confusion était allée tellement loin, qu'un praticien du mérite de Cruzel avait jugé bon d'en faire une description particulière sous le nom de *fourbure charbonneuse*.

C'est, qu'en effet, les symptômes généraux de la fourbure présentent parfois quelque analogie avec l'invasion des maladies infectieuses, et qu'elle se déclarait souvent chez les bœufs d'approvisionnement qu'on disait mourir du charbon.

Cette erreur est rendue plus facile par l'identité des conditions dans lesquelles se produisent fourbure et surmenage.

Ainsi, la fourbure qui se déclarait chez les animaux surmenés, prêtait à des interprétations erronées de leur vivant et après leur mort.

On disait couramment encore, il y a quelques années, que les animaux forcés à la chasse succombaient au mal de cerf, parce qu'ils traversaient l'eau au moment où ils étaient couverts de sueur.

C'était attribuer au tétanos un rôle principal, alors qu'il est à peine secondaire dans l'espèce, pour ne pas dire nul.

L'immersion, dans le cas particulier, ne fait que hâter l'apparition des phénomènes du surmenage et en exagère peut-être les manifestations.

Du vivant de l'animal, on ne peut plus guère confondre les symptômes du surmenage qu'avec les maladies de cœur, la congestion ou l'apoplexie pulmonaire, le coup de chaleur et certains états typhoïdes.

Pour les premières, l'erreur est d'autant plus facile qu'il y a souvent coexistence ; nous avons, pour notre part, constaté les symptômes de l'endocardite chronique sur trois chevaux, dont l'un était en proie à un surmenage lent, et dont les deux autres, atteints de surmenage au premier degré, ont mis un temps considérable à se remettre, alors que la guérison rapide est la règle quand il n'y a pas de lésion organique profonde.

D'ailleurs, si quelque chose doit nous surprendre dans l'étude clinique que nous venons d'esquisser, c'est de voir que le cœur, qui est, après tout, un muscle comme un autre, plus disposé que les autres à recevoir le contre-coup de la fatigue, se dérobe si rarement à sa fonction.

De fait, les altérations qu'il subit, les troubles qui pervertissent son mécanisme, passent souvent inaperçus, ou sont mis sur le compte d'une affection essentielle, alors qu'ils peuvent n'être que des phénomènes symptomatiques.

Si le cœur, en sa qualité de muscle, s'hypertrophie, dans le vrai sens du mot, sous l'influence d'un travail modéré, accompagné d'une alimentation suffisante, c'est-à-dire qu'il devient plus épais, plus lourd, à parois plus résistantes, ainsi qu'on l'a constaté chez plusieurs chevaux de course et notamment sur la jument *Éclipse*, dont le cœur atteignait trois ou quatre fois le poids ordinaire, il subit par contre toutes les conséquences de l'excès de travail qui détermine l'usure et la dégénérescence de ses fibres, diminue sa résistance organique et, tout en produisant la dilatation de ses cavités, occasionne un amincissement de ses parois et une diminution de vigueur de leurs parties constituantes.

L'endocardite doit donc être fréquente chez le cheval, même en dehors de la diathèse rhumatismale, et la myocardite aiguë peut être notée comme cause prochaine de la mort dans certaines formes de surmenage (formes frustes).

Pour ce qui est des états typhoïdes, la distinction est encore plus difficile : ils sévissent de préférence sur les jeunes chevaux gras préparés pour la vente, non entraînés, et déterminent des symptômes analogues à ceux qu'on observe à la période d'état du surmenage aigu, c'est-à-dire l'abattement, la céphalalgie, l'oscillation des membres, l'adynamie et le contraste entre la faiblesse du pouls et la violence des battements du cœur.

Cependant les commémoratifs et la connaissance du milieu peuvent mettre sur la voie du diagnostic réel ou conseiller l'expectation pendant les premiers jours; de plus, on se rappellera que les variations d'amplitude et de fréquence du pouls se constatent couramment dans les états typhoïdes et marchent presque toujours d'accord avec la température, tandis que dans le surmenage, le pouls reste uniformément faible dans les premières phases de la maladie, pour ne se relever qu'au moment de la convalescence, et que le thermomètre ne varie d'une façon sensible qu'au moment des rechutes ou de la résolution.

L'urologie ne peut être ici d'un grand secours, car, dans les deux cas, il y a augmentation du mucus, des sédiments, de l'acide urique ou de l'urée et des matières extractives.

L'insolation ou même les coups de chaleur produits en l'absence de l'exercice musculaire sont très rares en France, et il est probable que les accidents qu'on a décrits sous le nom d'anhématosie se compliquent toujours de surmenage dont ils représentent la forme asphyxique.

Nous ne connaissons d'exemple réel d'insolation que celui que Rodet a observé en Espagne sur les chevaux de la cavalerie française au milieu des courses dans les gorges des hautes montagnes de cette contrée.

C'était pendant les haltes, à l'exposition des rayons solaires directs ou réfléchis, que s'observaient les accidents sous forme de coliques brusques extrêmement violentes et survenant vers le milieu de la journée, alors que la digestion était achevée.

Mais, sous nos climats, les auteurs vétérinaires sont d'accord pour reconnaître que le coup de chaleur n'est autre chose, comme l'a démontré H. Bouley, qu'une asphyxie rapide qui survient le plus ordinairement lorsque, par les fortes chaleurs, les animaux sont mis hors d'haleine par la rapidité des *allures auxquelles on les force*. Zundel reconnaît que cet accident était très fréquent sur les chevaux de malle-poste, de diligence, sur les chevaux d'omnibus ou de course, sur les chevaux en campagne et, dans l'espèce bovine, *sur les troupeaux qu'on conduit aux marchés d'approvisionnement et qui ont été préalablement engraissés*.

Donc, sans nier en aucune façon l'action nocive de la chaleur ambiante ou des rayons solaires trop intenses sur des animaux au repos, nous croyons qu'elle est toujours plus à craindre sur ceux qui sont en activité ou déjà sous le coup de fatigues antérieures [1].

Il nous semble que ces faits militent en faveur de l'hypothèse que nous émettons, relativement à la rareté de l'insolation idiopathique, et qu'il est temps de comprendre sous la rubrique asphyxie par surmenage, ces états morbides décrits sous les noms les plus variés, quand on trouve à leur origine, comme facteur certain, la fatigue exagérée.

La science, a dit quelque part Condillac, n'est qu'une langue

1. Voir Note F, p. 89.

bien faite; il importe donc de réunir dans un cadre distinct les formes réelles de chaque entité morbide, afin de la définir nettement et de pouvoir en séparer tout ce qui ne présente que des analogies éloignées avec elle.

C'est dans cet ordre d'idées que nous nous sommes abstenu, dans cette étude, d'insister sur les états voisins du surmenage, pour nous en tenir strictement à ce que nous avions observé, trop heureux si notre initiative devient le point de départ d'autres travaux plus savants ou plus complets.

CHAPITRE VIII

TRAITEMENT

Il faut placer en première ligne le traitement préventif dont les données sont contenues en un seul mot : l'*Hygiène du travail*.

Cette question est trop connue pour que nous croyions devoir y insister en ce moment ; elle a été présentée de main de maître dans les traités classiques de MM. Sanson, Magne et Baillet, dans les mémoires de la commission d'hygiène hippique, dans le livre de Wolff, dans les dernières instructions de la Direction de cavalerie, etc. (1887-1889).

Proportionner l'exercice ou le travail aux forces, à l'âge, au degré d'entraînement et au milieu extérieur; réglementer les allures et ne jamais sortir du train propre à chaque arme ; éviter le manque de sommeil pendant lequel s'éliminent une partie des produits de déchet ; surveiller l'alimentation, l'aération et le pansage ; telles seront toujours les principales règles de la prophylaxie du surmenage [1].

Depuis 1870, notre cheval de guerre a fait maintes fois ses preuves, aussi bien dans l'artillerie que dans la cavalerie ; tout le monde a pu se convaincre qu'il était capable d'efforts soutenus et comme fond et comme vitesse, la période d'expériences doit donc être partout considérée comme close, car la première considération d'un régiment en temps de paix, celle devant laquelle toutes les autres doivent céder, c'est la conservation des chevaux et l'entretien de leur santé.

Quant au traitement curatif, il peut se résumer en une indication unique qui résulte de la pathogénie du surmenage, c'est de favoriser l'élimination des déchets organiques par le poumon, la peau, l'intestin et les reins.

1. Voir *Étude sur l'Entraînement*, par C. Chomel. Paris, Berger-Levrault et Cie, 1892.

Si l'on est appelé aux premiers signes de l'essoufflement, il faut tout d'abord débarrasser les animaux de leurs harnais, selle et paquetage, les mettre à l'ombre, mais au grand air, et commencer de suite les affusions d'eau froide sur la tête, pour obtenir un effet sédatif sur les centres nerveux et en particulier le bulbe qui est plus directement menacé.

On voit parfois, grâce à ces simples moyens, des symptômes inquiétants cesser en quinze ou vingt minutes chez les chevaux fatigués, que gênait la sangle de la selle, la chaleur et le poids, ou la compression pénible d'une voiture trop lourde ou chargée trop en arrière.

A cette période initiale, la saignée est complètement inutile, elle ne devient nécessaire que quand l'essoufflement persiste et qu'il y a danger de congestion des centres nerveux ou du poumon, en un mot, quand l'asphyxie est à craindre.

Dans ce cas, elle a sans doute l'avantage de donner issue, en même temps qu'au sang, à une certaine quantité d'acide carbonique qui s'y trouve en excès, mais elle affaiblit l'organisme et lui soustrait une quantité d'eau dont il aurait besoin pour faire face à la ventilation pulmonaire, à la perspiration cutanée et même à la circulation périphérique. Toutefois on aurait tort de se priver des avantages immédiats qu'elle procure ; elle ne nous paraît absolument contre-indiquée que chez tous les animaux très maigres ou trop gras et, d'une façon générale, dans toutes les autres formes du surmenage.

Dans les cas suraigus, compliqués de palpitations de cœur ou de chorée du diaphragme, la saignée s'impose ; les granules de digitaline ou la valériane donneront d'excellents résultats, s'ils sont administrés avec prudence.

On aura recours aux sudorifiques et aux diurétiques dont il n'est pas nécessaire de justifier l'emploi.

Le traitement externe consistera en frictions nombreuses, en massages sur les membres ou sur les muscles congestionnés, en affusions générales d'eau froide, s'il n'y a pas à craindre de répercussion nerveuse, ce qui est d'ailleurs très rare.

Un régime très rafraîchissant, composé de mashs à la graine de lin, de barbotages alcalins et nitrés, de carottes, etc., complétera les effets de la médication interne dans le sens de la dépuration urinaire et intestinale.

La caractéristique de cette forme de la maladie étant une très grande gravité apparente avec une bénignité relative, on sera souvent heureusement surpris d'en voir disparaître très vite les signes les plus alarmants.

Le *surmenage aigu* offre des types variés, en sorte qu'à côté de la médication générale il y aura place pour le traitement des symptômes spéciaux à chaque cas.

On serait tenté d'y reconnaître une forme typhoïde sans localisations spéciales dans laquelle dominent les phénomènes d'intoxication ; c'est la fièvre de surmenage proprement dite et une forme typhoïde qui peut se compliquer de myocardite, d'hépatisation pulmonaire, d'entérite, de myélite ou de fourbure.

Chacune de ces complications comporte des indications particulières sur lesquelles il est inutile de s'appesantir ; nous n'en ajouterons qu'une qui nous est inspirée par la nature même de la maladie : c'est d'attendre la convalescence avant de faire entrer dans le régime une trop forte proportion de principes protéiques et cela afin de ne pas encombrer davantage l'organisme de déchets azotés qui sont les moins combustibles et les plus lents à passer sur le filtre rénal.

Cette réserve ne s'applique évidemment pas aux chevaux atteints de *surmenage lent ou chronique* dans lequel, au contraire, le repos, une alimentation substantielle et de facile digestion pourront faire tous les frais du traitement et de la réparation organique.

CONCLUSIONS

1° Le surmenage (ou surmènement) est le degré maximum de la fatigue; c'est aussi l'état de tout être organisé, chez qui elle a dépassé les limites de résistance de sa constitution.

2° Il s'est manifesté de tout temps aussi bien sur l'homme que sur les animaux; mais on l'a confondu jusqu'en ces dernières années avec d'autres affections plus ou moins analogues.

3° Le surmenage *physique* peut à lui seul donner lieu à une véritable entité morbide à modalités variables.

4° Ses causes prédisposantes ou occasionnelles sont l'*engraissement*, le manque total d'exercice, le jeune âge; la disproportion entre le travail exigé et les aptitudes du moteur ou son degré d'entraînement; la chaleur humide, la raréfaction de l'air; la diminution de la pression barométrique, les efforts, les surcharges, le *travail de nuit*; l'insuffisance du repos et de la réparation alimentaire; la paraplégie (Trasbot), les maladies chroniques du cœur et du poumon. La cause prochaine, nécessaire et suffisante est toujours l'excès de travail dans ses différents modes (mode de masse, mode de vitesse ou les deux réunis).

5° Les manifestations de la fatigue varient dans leur intensité, leur rapidité d'évolution, leur pathogénie et leurs symptômes suivant les espèces, la résistance individuelle, le genre de travail, le milieu ambiant.

De là, des modalités diverses et des degrés variables dans chaque forme de surmenage.

6° Au point de vue de l'intensité et de la rapidité d'évolution des symptômes, on peut les diviser en *trois* phases ou degrés :

Un premier degré, phase prémonitoire ou initiale, qui peut être commune à toutes les formes.

Un deuxième degré, le surmenage aigu, à formes variables.

Un troisième, le surmenage suraigu, à terminaison rapide par asphyxie.

a) Le premier degré, facilement confondu avec le début du « coup de chaleur », s'observe fréquemment par les temps chauds ou orageux, pendant le travail et même au repos. Il est caractérisé par une tristesse subite, l'accélération des mouvements du flanc, quelquefois le battement précipité des naseaux, mais *surtout par le contraste entre la force des battements du cœur et la faiblesse du pouls.* C'est le cas des chevaux qui prennent part à des manœuvres, des courses ou des chasses trop dures et qui manquent d'entraînement ou de condition. Chez les animaux qui ont travaillé aux allures peu rapides, ce premier degré se traduit *après le travail* par le tableau bien connu de la fatigue commençante, qui n'est autre chose que de la courbature simple, sans fièvre.

Quand cette phase initiale, qui prévient l'homme et l'animal qu'il y a danger d'aller plus loin, est franchie ou qu'elle passe inaperçue, on arrive d'emblée au surmenage aigu ou suraigu.

b) Le *surmenage aigu* ou du deuxième degré peut se produire en toute saison, pendant un travail de fond ou de vitesse, ou plus ou moins de temps après la cessation de l'exercice. Il se distingue objectivement par l'abattement, la tristesse, le coma, la céphalalgie, la difficulté de la démarche, due soit à des myosites partielles du dos, des lombes, des épaules, soit à la courbature générale, simple ou fébrile, avec ou sans menace de fourbure (obs. V et IX).

Le type en est fourni par les bêtes forcées à la chasse, mais qui ont échappé aux chiens et qu'on retrouve mortes le lendemain des suites de leurs fatigues ; on le constate également chez les chevaux qui, à la sortie de l'hiver, sont soumis à une course trop longue ou trop rapide avant d'avoir brûlé l'excès de leurs matériaux de réserve, et, d'une façon générale, chez tous les animaux qui ne sont pas soignés à la rentrée d'un travail exagéré.

c) Le *surmenage suraigu* ou du troisième degré, décrit sous le nom de coup de chaleur et d'anhématosie, donne le tableau complet de l'essoufflement et de l'auto-intoxication par l'acide carbonique.

A l'accélération des mouvements du flanc, notés dans le premier degré, succède la gêne de la respiration, qui donne à la physionomie une expression de profonde angoisse : il y a dyspnée évidente, la respiration devient inégale, elle est entrecoupée et interrompue par des temps d'arrêt ; l'*exagération du besoin de respirer détruit le rythme habituel; l'inspiration augmente et devient deux et trois fois plus longue que l'expiration.* Les muqueuses apparentes prennent une teinte bleuâtre, les battements du cœur s'entendent à distance et soulèvent les parois du thorax et de l'abdomen. Il se produit parfois à ce moment une discordance entre les mouvements du diaphragme et des muscles abdominaux qui persiste après les palpitations du cœur. Tandis que les veines superficielles du corps sont gonflées, l'artère glosso-faciale a des pulsations raccourcies et précipitées, au point de n'être plus explorable. A ce moment surviennent les syncopes, les symptômes de vertige, les chutes sur le sol et l'asphyxie définitive.

C'est ainsi que meurent à la chasse les jeunes bêtes qui « débuchent »; aux manœuvres, les chevaux qui, dans une marche au galop, tombent entre les jambes de leurs cavaliers; c'est ainsi que succombent tous les êtres organisés soumis au surmenage de vitesse.

7° Au point de vue de la pathogénie et de la physiologie pathologique, le surmenage affecte trois formes bien distinctes :

Une forme asphyxique;

Une forme typhoïde avec ou sans localisations;

Une forme lente ou chronique.

A. — La *forme asphyxique,* que nous venons d'analyser, se différencie bien nettement des autres par la rapidité de production des accidents.

Elle correspond au surmenage suraigu, c'est-à-dire aux différentes phases de l'essoufflement et de l'auto-intoxication par l'acide carbonique.

B. — La *forme typhoïde* avec ou sans localisations s'observe plus particulièrement dans le surmenage aigu; nous proposons de l'appeler ainsi à cause de la similitude de ses symptômes avec ceux des états typhoïdes habituels.

Ici, la somme et surtout la vitesse du travail exigé ont été telles, que la capacité respiratoire y a suffi et que l'essoufflement ne s'est pas produit ou a passé inaperçu.

L'auto-infection se produit aussi, mais ce n'est plus un empoisonnement par l'acide carbonique, c'est la saturation de l'organisme par les différents déchets du travail (les acides lactique, sarcolactique, l'acide urique, les urates, la xanthine, les ptomaïnes et les leucomaïnes).

Chez certains chevaux, l'organisme entier semble malade, c'est une véritable fièvre de surmenage, où dominent l'intoxication et la courbature fébrile sans localisation spéciale, puisque les menaces de fourbure peuvent avorter, ainsi que nous l'avons vu dans l'observation n° V (*Tintement*). Chez d'autres, au contraire, la maladie se prolonge plusieurs semaines, semble frapper successivement tous les organes et se décide enfin par la détermination intestinale ou pulmonaire, et plus souvent par la congestion chronique de la chair du pied (obs. IX, *Tison*).

C. — La *forme lente ou chronique* frappe de préférence les animaux soumis à un travail épuisant et à une alimentation insuffisante. La fatigue répétée et la privation de repos aboutissent à la misère physiologique, c'est-à-dire à des troubles de la nutrition et de l'innervation tels, qu'une fois les tissus de réserve consumés, le corps se dépouille des éléments organiques indispensables à l'équilibre de sa santé. C'est l'autophagie avec toutes ses conséquences, c'est-à-dire la préparation du terrain aux maladies de longue durée, et surtout aux maladies contagieuses. C'est pourquoi les malades sont presque toujours emportés par des affections intercurrentes, telles que les endocardites, les entérites chroniques, les pneumonies d'écurie, la morve et le farcin, etc...

8° Les lois de la fatigue sont incomplètement connues ; mais ce que l'on sait de la contraction musculaire et des produits de désassimilation, du travail physiologique et de son équivalence, des dangers de l'hyperthermie, des phénomènes qui accompagnent l'essoufflement, la courbature simple ou fébrile, l'obstruction des émonctoires naturels, suffit pour expliquer la plupart des faits du surmenage.

9° Les effets de la fatigue sont locaux ou généraux, primitifs ou consécutifs ; si l'on cherche l'enchaînement suivant lequel ils évoluent, on trouvera tout d'abord : les lésions matérielles des organes du mouvement (tiraillements, suros, efforts, fourbure, déchirures, myosites, etc.), puis les différentes intoxications par les déchets du travail, enfin la résorption exagérée des tissus vivants, l'autophagie, et peut-être l'*épuisement nerveux ou dynamique des éléments moteurs* (Lagrange, Chauveau).

10° Les lésions anatomo-pathologiques varient avec le mécanisme qui a déterminé la mort.

Quand les animaux ont succombé au surmenage de vitesse, à l'essoufflement, l'asphyxie par arrêt définitif de la circulation termine la scène et l'on trouve alors toutes les lésions décrites dans l'anhématosie et le coup de chaleur, c'est-à-dire le sang noir et fluide, une stase sanguine considérable dans les capillaires des poumons, qui s'affaissent à l'ouverture du thorax sous la pression de l'air, stase qui se répète dans la trame de la plupart des organes vasculaires.

Les veines et le ventricule droit sont plus particulièrement remplis par le sang et leur face interne colorée en bleu violacé. Presque toujours, la rigidité cadavérique est avancée, et dans tous les cas il y a une tendance marquée à la putréfaction rapide des chairs. Cette fermentation putride est surtout précoce chez les herbivores et d'autant plus prompte qu'on a tardé davantage de « vider » l'animal ; le cadavre se tympanise subitement et, dès le lendemain, les chairs sont flasques, molles, d'une teinte livide, de couleur terreuse ; on trouve des ecchymoses nombreuses dans le tissu cellulaire, etc..., des lésions apoplectiformes de la rate, où le microscope révèle les microbes de la putréfaction.

Cependant les lésions pulmonaires manquent assez souvent chez les animaux (Dr Carrieu), sans doute quand ils survivent quelques jours à leurs fatigues et que la ventilation pulmonaire les a débarrassés de l'excès d'acide carbonique. Ils peuvent enfin mourir d'épuisement nerveux ou par un véritable forçage du cœur ; des recherches intéressantes restent à faire dans cet ordre d'idées.

11° Pour établir le diagnostic différentiel, l'enquête devra porter sur toutes les conditions du travail (durée, vitesse, température, poids, nature du terrain, etc...), en tenant compte du degré d'entraînement et de la résistance individuelle. La discordance brusque qui survient entre la force des battements du cœur et la faiblesse du pouls, la disparition rapide des symptômes inquiétants, caractérisent la première phase.

Le surmenage suraigu est également facile à reconnaître, en raison même des circonstances où il se produit (course trop longue ou trop rapide par les temps chauds).

C'est la forme aiguë qui offrira le plus de difficultés au praticien, à cause de ses analogies avec les états typhoïdes; elles pourront être résolues grâce aux commémoratifs, à la constatation des courbatures, des myosites, de la céphalalgie, du décubitus prolongé, grâce aussi aux indications fournies par le thermomètre, par l'examen du sang et par la présence de sédiments dans les urines (Neubauer).

12° Le traitement prophylactique est contenu en deux mots : l'hygiène du travail.

Le traitement curatif peut être résumé en une indication unique : favoriser l'élimination des déchets par tous les émonctoires naturels.

NOTES COMPLÉMENTAIRES

DE

L'ÉTUDE SUR LE SURMENAGE

Au moment de publier cette étude envoyée au *Concours de 1889 entre les vétérinaires militaires*, il importait de la remettre au point. De là, les notes ci-jointes et l'Index bibliographique.

Malgré le temps écoulé, elle est restée d'accord sur tous les points essentiels avec les ouvrages les plus récents de médecine humaine, entre autres le *Traité de Pathologie générale* de M. le professeur Bouchard (1895).

Seul, le chapitre de la Pathogénie nécessitait quelques retouches, à la suite des remarquables travaux de physiologie sur l'*Énergétique musculaire*. La plupart d'entre eux sont dus à la collaboration de MM. Chauveau et Kaufmann. C'est dire que, dans l'impossibilité de les citer tous, nous renverrons le lecteur aux sources où nous avons puisé.

Note A.

M. Kaufmann, après avoir établi avec M. Chauveau que les muscles masséters et releveurs de la lèvre supérieure du cheval sont traversés par une quantité de sang environ cinq fois plus considérable que celle qui traverse ces muscles lorsqu'ils sont au repos, a continué ces recherches concernant l'influence de la contraction physiologique sur la circulation artérielle, veineuse et cardiaque.

Il est arrivé à des conclusions trop intéressantes pour que nous ne les citions pas *in extenso* :

« 1° Le fonctionnement rythmé physiologique des muscles striés est accompagné d'une suractivité circulatoire considérable qui est la conséquence de la vaso-dilatation énorme des vaisseaux capillaires des muscles et de l'accélération du jeu du cœur.

« 2° La vaso-dilatation intra-musculaire s'établit au moment précis où les muscles entrent en fonction, elle se maintient pendant toute la durée du travail et disparaît ensuite graduellement après le retour de l'état de repos complet. Elle a pour conséquence un abaissement prononcé de la pression du sang dans les artères musculaires et une élévation considérable de la pression dans les veines correspondantes.

« 3° Le fonctionnement rythmé normal des muscles agit sur le sang qui les traverse de la même manière que le cœur agit sur celui qui traverse ses cavités.

« A chaque raccourcissement (systole), le sang musculaire est lancé dans les veines correspondantes, de là le pouls veineux musculaire ; il y a également reflux du sang dans les artères, d'où le pouls artériel d'origine périphérique. Ces deux formes de pouls ont un rythme exactement en rapport avec celui du fonctionnement musculaire.

« 4° Pendant la période d'activité des muscles, la pression veineuse musculaire devient plus forte que la pression artérielle correspondante, elle peut même devenir plus forte que celle des gros troncs artériels voisins du cœur. Cette distension des veines, s'exagérant encore à chaque ondée, permet d'expliquer la production des varices sous l'influence d'un travail musculaire exagéré.

« 5° La circulation des muscles en activité physiologique est soumise à deux influences opposées : d'une part, la vaso-dilatation favorise le passage du sang dans leur tissu ; d'autre part, les raccourcissements exercent sur les vaisseaux une pression mécanique qui a pour effet de rendre la circulation intermittente et saccadée. Pendant le raccourcissement, le muscle s'anémie par compression mécanique, il se congestionne au contraire pendant les périodes de relâchements intercalés entre les raccourcissements. Il ne faut pas confondre les relâchements rythmés de l'état d'activité musculaire avec le relâchement permanent de l'état de repos. Ce dernier est accompagné d'une vaso-constriction et d'une diminution de l'activité circulatoire.

« 6° L'activité musculaire physiologique soulage le système artériel ; elle surcharge au contraire le système veineux et tend à provoquer sa dilatation exagérée.

« L'action cardiaque tend à devenir impuissante pour maintenir la pression normale lorsque, sous l'influence d'un fonctionnement musculaire presque généralisé, il se produit une vaso-dilatation périphérique étendue à de nombreux organes.

« Le cœur compense facilement l'effet de la vaso-dilatation lorsque celle-ci est localisée dans une région ; mais il ne la compense qu'incomplètement quand la vaso-dilatation est généralisée. Cette impuissance du cœur se remarque nécessairement à un degré d'autant plus accusé que les mouvements qu'exécute l'animal sont plus vifs, plus énergiques et s'étendent à un plus grand nombre de muscles et que le sujet est moins entraîné.

« Je n'ai pas pu étudier ce qui se passe du côté de la pression aortique quand les animaux sont soumis à des allures très rapides, comme le trot, le galop ; mais les résultats que j'ai obtenus pour l'allure du pas me permettent de conclure que, dans ces allures vives, l'abaissement de la pression doit être considérable, malgré l'accélération énorme des battements du cœur.

« C'est probablement à l'exagération du jeu du cœur et à l'impuissance où se trouve cet organe d'alimenter suffisamment le système artériel dilaté à sa périphérie qu'il faut attribuer, au moins en partie, l'*essoufflement* et les *douleurs cardiaques* que l'homme et les animaux non entraînés éprouvent quand ils se livrent à un exercice musculaire vif et énergique.

« On remarque d'assez grandes variétés dans les graphiques de la pression artérielle générale pendant la faible allure du pas. Quelques chevaux, en marchant au pas accéléré, montrent un abaissement très marqué de la pression ; d'autres, une pression à peine diminuée; d'autres enfin, une pression qui, après s'être abaissée, remonte sensiblement vers la normale pendant la fin de l'exercice. Ces variétés tiennent certainement à la différence dans la puissance d'action du cœur. Les sujets à cœur puissant maintiennent leur pression sensiblement normale pendant un exercice léger; ceux au contraire qui ont un cœur faible ou malade ont toujours, même dans les moindres exercices musculaires, un abaissement de pression artérielle.

« Dans les exercices violents, comme la course rapide, tous les sujets présentent vraisemblablement un abaissement notable de la pression aortique, parce que, à cause de la vaso-dilatation énorme et de l'écoulement rapide de sang vers la périphérie, le cœur devient impuissant pour maintenir la pression à un degré normal.

« L'inscription simultanée de la vitesse et de la pression dans la carotide m'a permis d'élucider aussi un point relatif au balancement de la circulation entre les organes actifs et ceux qui sont en repos.

« Pendant l'allure du pas chez le cheval, la circulation devient extrêmement abondante dans les muscles locomoteurs en activité; mais en même temps il y a économie de sang ailleurs, dans les parties non en activité.

« En effet, on observe non seulement une diminution de pression carotidienne, mais encore une diminution de la vitesse du cours du sang qui se dirige vers la tête. Il y a donc vaso-constriction périphérique dans les tissus de la tête qui restent inactifs pendant la marche, tandis qu'il y a dilatation vasculaire énorme dans les muscles locomoteurs en activité. Il y a donc économie d'un côté pendant qu'il y a exagération de dépense d'un autre.

« En résumé :

« 1° L'exercice musculaire modéré facilite la circulation générale en augmentant simultanément et parallèlement le débit cardiaque et le débit artériel périphérique.

« 2° L'exercice musculaire violent, *sans entraînement préalable,* est rapidement accompagné de l'impuissance du cœur. Les systoles cardiaques, malgré leur fréquence extrême, restent insuffisantes pour alimenter convenablement le système artériel fortement dilaté à sa périphérie par le fonctionnement musculaire;

« 3° L'*entraînement progressif* agit non seulement en augmentant la puissance et la résistance à la fatigue des muscles de la vie animale, mais surtout en adaptant graduellement la puissance de contraction du muscle cardiaque aux besoins circulatoires du système locomoteur[1]. »

Ces expériences font mieux comprendre les phénomènes de l'*essoufflement,* et permettent d'expliquer les *formes cardiaques* du surmenage.

---

1. *Archives de physiologie*, avril et juillet 1892.

Note B. — Pathogénie. — Chapitre V.

M. Laulanié, étudiant les sources chimiques de l'énergie musculaire, se rattache très résolument à la *théorie des combustions :*

« Tous les principes immédiats sont ramenés par les procédés de la vie animale à l'état d'eau et d'acide carbonique ; les principes albuminoïdes produisent en outre un certain nombre de termes azotés voisins de l'état minéral et dont le principal est l'urée. Nous pensons que tous ces produits dérivent à peu près exclusivement de la combustion.

« Le quotient respiratoire $\frac{CO^2}{O}$ (qui n'est autre chose que le rapport en volume de l'CO^2 produit et de l'O consommé dans la respiration d'un animal) est égal au quotient théorique de la combustion alimentaire.

« La chaleur de combustion des principes immédiats réellement désassimilés par un animal rend exactement compte de la chaleur produite par cet animal dans le même temps. » Berthelot : Expériences de Rübner confirmées par celles de M. Kaufmann. [*Archives de physiologie, 1896*]. Cette chaleur qu'il produit est proportionnelle à la quantité d'O consommé (pouvoir thermogène de l'O).

« En d'autres termes, « le potentiel alimentaire libère son énergie dans un processus de combustion ».

Le travail physiologique des muscle est accompagné d'une exagération considérable dans l'intensité des combustions respiratoires ; le potentiel dépensé dans sa production fournit très rapidement une grande quantité d'CO^2 ; il est donc très aisément combustible.

L'ensemble des faits acquis dans ces dix dernières années relativement à la nature du potentiel dépensé dans les contractions et à l'aliment des combustions intramusculaires fait ressortir les constatations suivantes :

A. L'intensité de l'excrétion azotée n'est pas *influencée* par le travail musculaire ; la production du travail ne réclame donc aucune dépense nouvelle et spéciale d'albumine.

B. Le glycose est l'aliment prochain et immédiat, sinon exclusif, des combustions intramusculaires et de la force qu'elles engendrent.

C. Les réserves adipeuses de l'organisme fournissent la matière du renouvellement du potentiel glycose dépensé pendant le travail.

La division de Liebig, en *aliments plastiques* et *aliments respiratoires*, doit donc être définitivement abandonnée, car une théorie qui rattache la chaleur et la force à des origines distinctes n'est plus soutenable aujourd'hui.

L'expérience fameuse de Fick et Vislicénius, d'après M. Laulanié, met en relief l'*invariabilité de l'excrétion* azotée pendant le travail; celle-ci a été depuis lors démontrée par les nouvelles recherches de Wolff et de ses élèves au laboratoire d'Hohenheim, et tout récemment par MM. Chauveau et Contejean. (*Académie des sciences*, février et mars 1898.) Ce qui augmente pendant le travail physiologique, c'est la consommation du glycose à l'état de glycogène, qui imprègne le tissu propre des muscles.

Dans le cas de l'alimentation insuffisante, ce sont les graisses de l'organisme qui livrent aux muscles chargés d'un excès de travail le potentiel glycose nécessaire à ce travail supplémentaire. Le refroidissement mortel ne survient chez les inanitiés qu'à l'instant précis où le foie cesse de livrer du glycose et d'alimenter la glycogénie musculaire (Chauveau).

Il résulte de ce qui précède qu'il y a lieu de modifier notre première phrase du chapitre V, page 42, de la manière suivante :

« Ainsi, la chaleur est, comme le travail mécanique, engendrée par la contraction musculaire ; si la chaleur est produite en quantité suffisante pour porter la température du muscle à 45°, celui-ci s'altère et perd la propriété de se contracter ; or, l'excès de travail, etc...

« Les lois de physiologie, énumérées ci-dessus, modifient complètement les interprétations contenues pages 44 et 45 et annulent les critiques formulées.

« Enfin, s'il est admis qu'il y a formation plus active de ptomaïnes et de leucomaïnes pendant la contraction, on ne peut plus dire que le muscle produit du travail aux dépens de ses propres albuminoïdes. »

Ces rectifications et réserves faites, la théorie du surmenage reste entière.

Note C. (Page 47.) — Toxicité des miasmes de l'air expiré.

Depuis 1888, date des expériences de MM. Brown-Séquard et d'Arsonval sur la toxicité du miasme humain, plusieurs physiologistes : Dastre et Loye, puis Lipari, Crisafulli, Hoffmann, ont déclaré n'avoir jamais pu reproduire les résultats annoncés par les auteurs ; la question reste donc en suspens.

Note D. — Auto-intoxication dans le vernissage de la peau.

Les animaux enduits de vernis imperméable ou huilés meurent en quelques heures dans le coma après avoir présenté des accidents d'*hypothermie*, d'albuminurie et de catarrhe intestinal. En injectant à des animaux sains le sang des animaux vernissés, on provoque une albuminurie qui dure trois à quatre jours et que ne produit pas le sang normal (Sokoloff, 1875). Kianicine (*Archives de médecine expérimentale 1894*, page 731) a trouvé dans le sang et l'urine des chiens brûlés ou vernis une ptomaïne qui rappelle la peptotoxine et peut tuer la grenouille et le lapin en vingt-quatre heures, ce dernier à la dose de 0gr,4 à 0gr,5.

Il est donc probable, sinon certain, que le vernissage de la peau comme les brûlures détermine une intoxication plus ou moins grave par formation sur place et résorption de toxines ou d'autres substances nocives incomplètement connues ; mais il est rationnel d'admettre que les animaux ainsi traités meurent surtout par défaut de régulation de leur température, en d'autres termes qu'ils meurent de froid.

Note E. — Dyspnée d'origine carbonique et urémique.

On affirme souvent que l'CO^2 est un gaz inerte au même titre que l'Az et l'H, et qu'il n'agit que comme excitant du bulbe, ainsi que l'avait démontré Brown-Séquard. Dans les expériences de P. Bert, les jeunes rats résistent quinze à vingt minutes dans l'Az et l'H et le cœur continue à battre après l'arrêt définitif des mouvements respiratoires, tandis que l'CO^2 entraîne leur mort en moins de cinq minutes par arrêt du cœur.

Dans une autre expérience encore plus concluante, Landriani opérant sur la tortue qui, comme l'on sait, possède deux trachées, pratique la ligature d'un des conduits sans obtenir de trouble appréciable; mais l'inhalation d'CO^2 par une trachée, bien que l'autre reçoive encore de l'air, détermine la mort. Ce serait donc une grande erreur de méconnaître la gravité de la *dyspnée carbonique*, cause principale de l'essoufflement, et de la confondre avec la congestion pulmonaire de cause banale; de même qu'il importe d'établir une distinction bien nette entre la *dyspnée urémique* qui est liée à l'insuffisance de l'émonctoire rénal et les troubles respiratoires de la phlegmasie du poumon. C'est pour avoir méconnu ces différences que nombre de praticiens, et non des moins distingués, ont confondu cliniquement la congestion pulmonaire avec les asphyxies par surmenage, les états typhoïdes avec le surmenage aigu ou les courbatures fébriles.

Note F. — Coup de soleil, insolation ou coup de chaleur. Rôle de la fatigue dans leur production.

L'élévation de la température, par rayonnement du calorique, peut produire sur *la peau* des animaux les effets d'une brûlure au premier degré; c'est l'*Érythème solaire*, le *Sonnenstich* des Allemands, ou vulgaire coup de soleil. Il sévit au printemps et en été sur les chevaux au repos, mais exposés longtemps au soleil. Delamotte et Boisse, qui l'ont bien décrit, croyaient qu'il n'agissait que sur les régions dépourvues de pigment. Guillemain l'a observé, à Montpellier, sur des chevaux de toutes robes et estime que « ceux de robes claires, ceux ayant du ladre, des balzanes n'y sont pas prédisposés. »

D'après M. le professeur Bouchard, cet érythème, longtemps attribué à l'action unique de la chaleur, est produit bien plus par l'influence des rayons chimiques et en particulier les rayons violets du spectre que par l'irradiation calorique elle-même.

Mais ce rayonnement calorique, qui détermine rarement des lésions locales bien graves, a une action considérable sur l'économie animale tout entière, et les troubles généraux provoqués par l'irradiation solaire ou une source artificielle de chaleur intense peuvent se terminer par la mort.

Les lapins, les cobayes, périssent quand on les place dans un milieu dont la température s'élève de 36° à 40° (Vallin).

Les chiens immobilisés au soleil meurent en moins d'une heure dans le coma, après une période de dyspnée, de convulsions cloniques, puis toniques; la température centrale atteint 45 à 46°, le cœur est dur, le diaphragme et les autres muscles ont perdu la contractilité électrique; c'est l'asphyxie par hyperthermie. Si l'échauffement a été graduel, il se produit avant la coagulation de la myosine un arrêt du cœur par excitation du pneumogastrique.

Charles Richet a montré que le chien exposé à la chaleur et auquel on met une muselière présente bientôt des accidents graves, car il ne peut lutter contre l'excès de la chaleur en activant sa transpiration linguale, tandis qu'un chien témoin, mais non muselé, reste indemne.

De là, l'importance du fonctionnement des glandes sudoripares, démontrée encore par la comparaison faite entre les animaux placés dans une étuve sèche et ceux qu'on enferme dans une étuve humide; la mort survient à une température bien inférieure chez les derniers en raison de l'obstacle apporté par l'humidité à l'évaporation de la sueur et à la perte de chaleur qu'elle entraîne.

L'action directe de la chaleur sur le cerveau est capable de provoquer des troubles cérébraux et même des lésions méningitiques, ainsi qu'on l'a observé sur des moutons abandonnés en plein midi sous les halls vitrés des gares. Ici la mort est déterminée par ces lésions méningées, tandis que le *coup de chaleur* tue en élevant outre mesure la température du corps; il ne faut donc pas confondre *l'insolation* produite sur le corps au repos avec le coup de chaleur (*Hitzschlag*), qui s'observe à des températures inférieures à 30°.

Quel que soit le mode d'action de la chaleur, il paraît bien certain que l'exercice et surtout la fatigue favorisent la production des accidents ou en exagèrent la gravité, par le fait même qu'ils élèvent la température du corps et que celle-ci s'ajoute aux effets pernicieux de la chaleur extérieure.

Laveran et Regnard, par un dispositif ingénieux, arrivent à soumettre à une température graduellement croissante des animaux dont les uns sont en repos et les autres en mouvement. Toujours les accidents se sont montrés plus vite et plus graves chez les derniers.

INDEX BIBLIOGRAPHIQUE

1770. Garsault. Nouveau parfait maréchal (Palpitation de cœur).
1821. Renard. *Comptes rendus de l'École de Lyon ; Idem.* 1831.
1826. U. Leblanc. *Recueil de médecine vétérinaire* (Hoquet observé chez une jument).
1830. Levrat. *Recueil de médecine vétérinaire* (t. VII, p. 228).
1841. Mercier. *Revue de médecine vétérinaire*. Des chevaux pris de chaleur ou d'anhématosie.
1841. O. Delafond. *Comptes rendus de l'École d'Alfort*, p. 705.
1850. Sanson et Schaack. *Recueil de medecine vétérinaire.*
1851. S. Bouley. *Bulletin de la Société centrale* (p. 75-82).
1856. L. Lafosse, }
1861. Boiteau, } *Recueil de médecine vétérinaire* (Observation de hoquet chez les chevaux).
1864. Grosswendt. }
1863. H. Bouley. *Dictionnaire lexicographique des sciences vétérinaires*, article Surmenage.
1867. Leroy de Méricourt. Coup de chaleur (Dictionnaire Dechambre).
1868. Marey. Du mouvement dans les fonctions de la vie (Paris).
1869. Dr Cabiran. *Annales de l'agriculture*, t. XVIII, p. 173 (Fourbure charbonneuse du bœuf lauzertat !)
1869. Cruzel. Traité des maladies de l'espèce bovine.
1869. Dupuy. De la fatigue musculaire (*Gazette médicale*. 3e semestre).
1872. Vallin. Recherches sur l'insolation (*Archives générales de médecine*).
1878. H. Bouley. *Bulletin de l'Académie de médecine*, 24 septembre. Discussion : MM. Blot, Larrey, Bergeron.
1878. Zuber et Demmler. Du coup de chaleur (*Progrès médical*).
1878. Dr Carrieu. De la fatigue et de son influence pathogénique (Thèse d'agrégation).
1879. Marey. La machine animale (2e édition, Paris).
1879. Fournol. Contribution à l'étude du surmenage (Thèse doctorat).
1880. A. Sanson. Mémoire sur la source du travail musculaire (*Journal de l'anatomie et de la physiologie*, t. XVI).
1880. Revilliod. La fatigue (Lausanne).
1881. L. Colin. *Bulletin de la Société des hôpitaux.*

1882. Richet. Physiologie des muscles.

1883-1884. Société centrale de médecine vétérinaire (Discussion).

1884. Laurent, Cagny, Doumayren. *Recueil d'Alfort.*

1884. Ch. Éloy. De la courbature fébrile (*Union médicale*, p. 917).

1884. Bertherand. Autopsie de deux rekkas morts de surmenage (*Journal de médecine et de pharmacie de l'Algérie*, août).

1885. Société de médecine vétérinaire pratique.

1885. Longuet. Du cœur surmené (*Union médicale*).

1886. Surmenage intellectuel dans les écoles (*Gazette des hôpitaux*, p. 396, 448, 866).

1886. Richet. Société de biologie.

1886. A. Gauthier, Peter. *Comptes rendus de l'Académie de médecine* (Ptomaïnes et leucomaïnes).

1886. Bouchard. De l'auto-intoxication (*Union médicale*, 10 avril).

1886. Herzen. Rigidité cadavérique (*Semaine médicale*, 24 novembre).

1886. Chauveau et Kaufmann. *Comptes rendus de l'Académie des sciences* (nov., t. CIII).

1887. Cadiot. *Recueil d'Alfort* (Chorée du diaphragme, p. 752).

1887. Létard. Congestion musculaire chez le cheval.

1887. *Bulletin officiel du ministère de la guerre* (Circulaire du 20 avril concernant l'influence de l'excès de travail sur la propagation de certaines maladies des chevaux).

1887. Hirn. La thermodynamique.

1887. Rendon. Fièvre de surmenage (Thèse de Paris).

1887. Peter. Du surmenage (Clinique de Necker) [juin 1888].

1888. Mosso. Sur les lois de la fatigue musculaire (*Revue scientifique* du 3 mai 1890).

1888. Lagrange. Physiologie des exercices du corps.

1888. Géraud. La saignée dans le coup de chaleur (*Archives de médecine et de pharmacie militaires*, t. XII).

1888. Hanriot et Richet. Étude de la variation des échanges respiratoires avec la ventilation pulmonaire (*Académie de médecine*, 10 janvier 1888).

1888. Dreyfus-Brisac. Des manifestations morbides du surmenage physique (*Gazette hebdomadaire*, 13 juillet).

1888-1889. Chauveau. Du travail physiologique et de son équivalence thermique (Paris).

1889. Richet. La chaleur animale (Bibliothèque scientifique internationale).

1889. Coustan. De la fatigue dans ses rapports avec les maladies des armées.

1891. Chauveau. Le travail musculaire et l'énergie qu'il représente (Paris, Asselin et Houzeau).

1892. Chomel. Étude sur l'entraînement et sur la préparation des chevaux à la guerre.

1894. Chauveau. La vie et l'énergie chez l'animal.

1894 Vallin, Laveran et Reynard. *Bulletin de l'Académie de médecine* (novembre et décembre).

1895. Ch. Bouchard. Traité de pathologie générale (Masson).

1895. *Comptes rendus de l'Académie des sciences* (*passim* 1896, 1897, 1898).

1896. Mosso. La fatigue intellectuelle et physique (Bibliothèque de philosophie contemporaine).

1896. Laveran. Traité d'hygiène militaire, p. 63, 64 (voir fig. 7).

1886-1896. Kaufmann. *Archives de physiologie,* 1886, 1892, 1894, 1895, 1896.

1897. S. Arloing. Académie des sciences, août 1897. Toxicité urinaire.

1898. Traité de médecine de Charcot, Bouchard, Brissaud, p. 125, 2ᵉ édition.

1898. F. Laulanié. Énergétique musculaire (Collection Léauté).

1899. Bouchard et Chauveau (*Journal de physiologie et de pathologie générale,* 15 janvier, n° 1, p. 72 à 86).

TABLE DES MATIÈRES

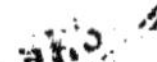

Nancy, imprimerie Berger-Levrault et Cie.

Nancy, impr. Berger-Levrault et Cie.

www.ingramcontent.com/pod-product-compliance
Ingram Content Group UK Ltd.
Pitfield, Milton Keynes, MK11 3LW, UK
UKHW020927180726
13838UKWH00002B/806

9 782329 367163